生命接力：助推中国器官捐献登记的实验研究

郑 恒著

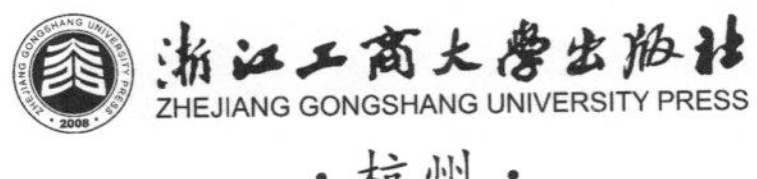

·杭州·

图书在版编目(CIP)数据

生命接力 : 助推中国器官捐献登记的实验研究 / 郑恒著. — 杭州 : 浙江工商大学出版社，2021.11

ISBN 978-7-5178-4719-9

Ⅰ. ①生… Ⅱ. ①郑… Ⅲ. ①器官捐献—实验研究—中国 Ⅳ. ①R193.3

中国版本图书馆 CIP 数据核字(2021)第 225692 号

生命接力:助推中国器官捐献登记的实验研究

SHENGMING JIELI: ZHUTUI ZHONGGUO QIGUAN JUANXIAN DENGJI DE SHIYAN YANJIU

郑 恒 著

策划编辑 陈力杨
责任编辑 鲁燕青
封面设计 沈 婷
责任印制 包建辉
出版发行 浙江工商大学出版社
(杭州市教工路 198 号 邮政编码 310012)
(E-mail:zjgsupress@163.com)
(网址:http://www.zjgsupress.com)
电话:0571-88904980,88831806(传真)
排 版 杭州朝曦图文设计有限公司
印 刷 杭州高腾印务有限公司
开 本 880mm×1230mm 1/32
印 张 7.5
字 数 164 千
版 印 次 2021 年 11 月第 1 版 2021 年 11 月第 1 次印刷
书 号 ISBN 978-7-5178-4719-9
定 价 40.00 元

总　序

我们有幸正在目睹并亲历一场革命，库恩意义上的经济学“范式革命”。

托马斯·库恩(Thomas Kuhn)在《科学革命的结构》中将科学理论的发展归纳为“常态”(Normal)、“反常”(Anomaly)、“危机”(Crisis)与“科学革命”(Scientific Revolutions)4 个阶段，而“范式转换”(Paradigm Change)则是科学革命的关键标志。库恩所谓的“范式”(Paradigm)是指“被某个科学共同体在一段时期内公认为是进一步实践的基础，它们包括定理、理论、应用和仪器在一起——为特定的连贯的科学研究的传统提供模型”[①]。库恩阐释说，当科学理论处于“常规状态”时，某科学共同体内部成员已就解释该领域的现象达成一致共识和信念，除了在教科书中，他们无须为每一个基本概念进行辩护，从而可以把自己的注意

① 托马斯·库恩：《科学革命的结构》(第 4 版)，金吾伦、胡新和译，北京：北京大学出版社 2012 年版，第 8 页。

力集中在那些相对细致、相对深奥的问题上[①]。随着科学理论的进一步发展，人们发现有些现象无论怎么努力都无法纳入原有范式，这时科学理论就进入所谓“反常”阶段[②]。随着反常现象的不断积累，当科学家们意识到如果没有大规模的范式破坏就无以改变这种处境时，科学理论就进入“危机”阶段[③]。库恩把“危机”看作新理论出现的前提，这是因为“一个科学理论，一旦达到范式的地步，要宣布它无效，就必须用另一个合适的候选者取代它的地位才行”。对整个科学共同体来说，导致科学家拒斥先前已经接受的理论范式，总是同时伴随着是否准备接受另一个理论范式的决策。只有经历“危机”的炼狱，科学理论才会为自己的重生迎来“革命”[④]。“革命”一词通常被用于政治领域。库恩认为，当它被用于科学领域时，二者具有非常大的相似性。“政治革命通常是由于政治共同体中某些人逐渐感到现存制度已无法有效应付当时环境中的问题而引发的”，同样，“科学革命也起源于科学共同体中某一部分人逐渐感觉到他们无法利用现有范式有效地探究自然界的某一方面”，因此，“在政治发展和科学发展中，那种能导致危机的机能失灵的感觉都

---

① 托马斯·库恩：《科学革命的结构》（第 4 版），金吾伦、胡新和译，北京：北京大学出版社 2021 年版，第 16—20 页。

② 托马斯·库恩：《科学革命的结构》（第 4 版），金吾伦、胡新和译，北京：北京大学出版社 2021 年版，第 44—55 页。

③ 托马斯·库恩：《科学革命的结构》（第 4 版），金吾伦、胡新和译，北京：北京大学出版社 2021 年版，第 56—65 页。

④ 托马斯·库恩：《科学革命的结构》（第 4 版），金吾伦、胡新和译，北京：北京大学出版社 2021 年版，第 67—68 页。

是造成革命的先决条件”[①]。

整个20世纪前半叶，当代主流经济学在马歇尔新古典经济学的基础上取得一系列辉煌胜利。经济学逐步形成一个公理化的“理性经济人假设”体系，并以此为基点，包括个人、企业、政府在内的经济主体建立起相对稳定的偏好排序，进而根据“显示偏好”理论推导出的效用函数计算每个经济主体的最优效用，从而为各种经济行为提供分析与决策的依据。这就是主流经济学建构的“理论范式”。其逻辑之严密、形式之精致堪与物理学媲美，被誉为“社会科学皇冠上的明珠”。但正如库恩指出的，人类思想史已经表明，任何科学理论在发展过程中都会被解释力更强、解释范围更广的理论体系所超越，它是人类认知水平不断深化的体现。过去100年，这种超越在物理学中起码出现过3次，即相对论对经典力学的超越，量子力学对相对论的超越，以及目前仍在探索中的弦论对量子力学的超越。当然，这种超越不是一般意义上逻辑演绎过程的超越，它首先体现在对旧理论、旧范式的逻辑前提及其基本假设的质疑和超越。

当代主流经济学的“研究范式”事实上是一个仿照自然科学的建构模式、建立在“理性经济人假设”公理体系基础上的逻辑演绎系统，它以全称命题的形式包含两个极强的预设：第一，人的行为是“理性”的；第二，人的行为是“自利”的。20世纪60年代以后，随着行为经济学与实验经济学的崛起与发展，“理性经济人假设”面临着日益严峻的挑战。

① 托马斯·库恩：《科学革命的结构》（第4版），金吾伦、胡新和译，北京：北京大学出版社2021年版，第79页。

行为经济学家通过严格控制条件下可重复、可预测的行为实验发现了大量无法被主流经济学"研究范式"解释的"异象"(Anomalies),也就是库恩所说的"反常"现象。这些"异象"主要包括:第一,人们的行为显著违背了"理性经济人假设"中一致性公理的要求,例如在人们的行为决策过程中存在着系统性的偏好逆转、损失厌恶、后悔厌恶、框架效应、禀赋效应、锚定效应、羊群效应、时间偏好不一致性等;第二,人们的行为显著违背了"理性经济人假设"中自利原则的要求,例如人们在囚徒困境和公共品博弈中的合作行为、最后通牒博弈中的拒绝行为、独裁者博弈中的给予行为、公地悲剧博弈中的自组织行为、信任博弈中的信任和可信任行为、礼物交换博弈中的馈赠和报答行为、第三方制裁博弈中的利他惩罚行为等。根据这些在可控制、可重复、可预测的行为实验中观察到的系统性偏差,行为经济学家认为,人的行为不仅具有"理性"和"自利"的一面,也包含"非理性"和"非自利"的一面。在这个对人的行为描述更加全面的"理论范式"中,主流经济学的"理性经济人假设"只是一个特例。

面对行为经济学的挑战,主流经济学家在相当长的时间内表现得不屑一顾。他们的反驳主要基于两条理由:首先,那些通过行为实验发现的非理性、非自利行为只是一些"噪声",或者是一些偶然发生的决策错误,在更大的样本观察中,它们会以"随机项"的形式互相抵消,因此不会改变"理性经济人假设"模型的基本判断;其次,从人的行为到心理状态至多是一种推测,并不构成对"理性经济人假设"的证伪。例如,当一个人不惜自己承担成本去惩罚团队中的"搭便车"者时,人们既可以把它归因为"利他惩罚",又可以把它归因为嫉妒或报复;当一个人进行慈善捐赠时，人们既可以把它归因为某种“利他主义”行为，又可以把它归因为一种对“声誉效应”或“广告效应”的追求。因此，对行为做出的心理推测只是一种主观臆断，不能作为科学研究的依据。正如保罗·萨缪尔森(Paul Samuelson)当年所断言的：“效用或偏好作为一种主观心理状态是观察不到的，经济学家所能看到的只有人们的行为，因此经济学家只关注人的行为。”[①]

随着科学技术的不断进步，萨缪尔森的担忧如今已不复存在。20 世纪末和 21 世纪初，脑科学领域出现的一个重大突破就是无创的活体大脑观察技术。神经科学家现在已经可以深入包括人在内的生物大脑内部，观察和研究大脑在思维、认知和决策过程中所表现出来的基本状态和特征。神经经济学(Neuroeconomics)就是在这样的背景下诞生的。它为行为经济学家提供了一种全新的技术工具，可以用来回应主流经济学家的上述反驳。2004 年，苏黎世大学行为经济学家恩斯特·费尔(Ernst Fehr)及其团队进行了一场著名的神经实验，揭示出利他惩罚是由人类大脑中自我奖赏系统所驱动的。这一研究表明，利他惩罚行为无须外部利益驱动，惩罚者可以从行为本身获得自我激励。这一研究成果以封面文章的形式发表于 2004 年 8 月的《科学》杂志。[②] 2006 年，美国认知神经科学家乔治·摩尔(Jorge Moll)带领团队对慈善捐赠做了深入研究，结果发现在完全匿名条件下进行捐赠的被试所

① Samuelson P. *Foundations of Economic Analysis*. Cambridge: Harvard University Press, 1947, pp. 24-32.

② De Quervain D J F, Fischbacher U, Treyer V, et al. “The Neural Basis of Altruistic Punishment”. *Science*, 2004, 305(5688), pp. 1254-1258.

激活的也是人类大脑中的自我奖赏系统，而在考虑声誉或广告效应条件下捐赠的被试所激活的则是负责理性计算的前额叶皮层，从而严格区分出人类利他行为和自利行为的不同神经基础。该文发表在2006年10月出版的《美国科学院院报》上。[①] 最近10多年来，行为经济学家通过神经实验已经清晰定位了人类绝大多数非理性和非自利行为的脑区并阐明了它们的神经机制，其中包括浙江财经大学经济行为与决策研究中心（Center for Economic Behavior and Decision-making，CEBD）团队对风险偏好[②]、损失厌恶[③]、道德困境[④]、信任和利他行为[⑤]所做的一系列神经实验研究，从而将行为经济学对“理性经济人假设”的批判，从一个单纯的“行为—心理”层面推向更微观、更具实证性的“大脑—神经元”层面，为人们科学地认知人类的经济行为与经济决策提供了坚实的基础。这些研究表明，行为经济学家发现的人的非理性、非自利行为并非只是一种随机扰动的“噪声”或偶然发生的“错误决策”，它们实际上

① Moll J, Krueger F, Zahn R, et al. “Human Front-Mesolimbic Networks Guide Decisions about Charitable Donation”. *Proceedings of the National Academy of Sciences of the United States of America*, 2006, 103(42), pp. 15623-15628.

② Ye H, Chen S, Huang D, et al. “Modulating Activity in the Prefrontal Cortex Changes Decision-making for Risky Gains and Losses: A Transcranial Direct Current Stimulation Study”. *Behavioural Brain Research*, 2015, 286, pp. 17-21.

③ Ye H, Chen S, Huang D, et al. “Transcranial Direct Current Stimulation over Prefrontal Cortex Diminishes Degree of Risk Aversion”. *Neuroscience Letters*, 2015, 598, pp. 18-22.

④ Ye H, Chen S, Huang D, et al. “Modulation of Neural Activity in the Temporoparietal Junction with Transcranial Direct Current Stimulation Changes the Role of Beliefs in Moral Judgment”. *Frontiers in Human Neuroscience*, 2015, 9, p. 659.

⑤ Zheng H, Huang D, Chen S, et al. “Modulating the Activity of Ventromedial Prefrontal Cortex by Anodal tDCS Enhances the Trustee's Repayment through Altruism”. *Frontiers in Psychology*, 2016, 7, p. 1437.

是一种本体论意义上的、有着深刻的心理和生理基础的系统性行为模式。

面对新的挑战，主流经济学家不得不采取以守为攻的策略，把进化论作为反驳行为经济学家的最后一道防线。他们质疑人类的非理性和非自利行为何以通过自然选择而留存下来，因为非理性和非自利行为往往会降低行为主体在演化过程中的"适应度"(Fitness)，从而被严酷的生存竞争所淘汰。他们质疑，一种不能在进化过程中取得稳定存在的生物性状，是否有资格作为论证的武器来证伪"理性经济人假设"？正如英国著名演化生物学家理查德·道金斯(Richard Dawkins)在《自私的基因》一书中所说的："成功的基因有一个最突出的特性，就是它无情的自私性。这种基因的自私性常常会导致个体的自私性。……如果你认真地研究了自然选择的方式，你就会得出结论，凡是经过自然选择进化而产生的任何东西，都应该是自私的。"[①]这样的观点与主流经济学家的思想如出一辙。比如张五常在《经济解释》一书中写道："经济学的基础假设是每个人的行为都是自私自利的。那就是说，每个人都会为自己争取最大的利益，无论是勤奋、休息、欺骗、捐钱……都是以自私为出发点。"[②]

面对这种质疑和反驳，行为经济学家不得不为他们发现的非理性和非自利行为寻找演化论的依据。但他们碰到了一个重大困难，即如何为演化过程建模。因为演化的一个重要特性是随机性，包括行为主

① Dawkins R. *The Selfish Gene*. New York: Oxford University Press, 1976, pp. 3-5.

② 张五常：《经济解释》，香港：花千树出版社2001年版，第23页。

体内部的随机变异和来自外部环境的随机扰动。在复杂系统中，演化过程的随机性虽然会导致某种确定性的“秩序涌现”，但对这类复杂系统的“涌现”现象，一般不可能在数学上给出解析性的描述。20世纪末，经济学引入计算机仿真模拟技术来研究这类复杂系统，并由此诞生了一门新兴的学科——计算经济学(Computational Economics)。21世纪初，行为经济学家开始运用仿真实验研究经济行为的演化问题，并取得许多重大发现。[①] 例如，2001年，罗伯特·艾克塞罗德(Robert Axelrod)及其团队开创性地通过计算机仿真模拟揭示了囚徒困境博弈中的合作机制[②]；2004年，美国桑塔费学派经济学家萨缪·鲍尔斯(Samuel Bowles)和赫伯特·金迪斯(Herbert Gintis)通过计算机仿真模拟研究了人类强互惠行为演化均衡的实现[③]；2007年，哈佛大学演化动力学家马丁·诺瓦克(Martin Nowak)及其团队通过基于个体行为建模(Agent-based Model)的计算机仿真模拟发现了合作行为及利他惩罚演化均衡的内在机理[④]；2015年，中国台湾政治大学计算经济学家陈树衡通过社会网络建模(Social Network-based Model)的计算机仿真模

---

① 叶航：《公共合作中的社会困境与社会正义——基于计算机仿真的经济学跨学科研究》，《经济研究》2012年第8期，第132—145页。

② Riolo R L, Cohen M D, Axelrod R. "Evolution of Cooperation Without Reciprocity". *Nature*, 2001, 414(6862), pp. 441-443.

③ Bowles S, Gintis H. "The Evolution of Strong Reciprocity: Cooperation in Heterogeneous Populations". *Theoretical Population Biology*, 2004, 65(1), pp. 17-28.

④ Hauert C, Traulsen A, Brandt H, et al. "Via Freedom to Coercion: The Emergence of Costly Punishment". *Science*, 2007, 316(5833), pp. 1905-1907.

拟研究了人类信任行为和可信任行为演化均衡的机制[①]。此外，浙江财经大学经济行为与决策研究中心团队通过个体行为建模和社会网络建模的计算机仿真实验，对公共品博弈[②]、二阶社会困境[③]、囚徒困境空间博弈中人类合作行为演化均衡[④]等方面进行了研究。这些研究对我们理解人类的非理性和非自利行为给出了终极的演化论解释，有力地支持了行为经济学对主流经济学"理性经济人假设"的批判。这些研究表明，人类大脑和心智中的"偏好"是"演化"过程中自然选择内化的结果；从"行为"到"偏好"，从"偏好"到"演化"，是行为经济学对主流经济学研究范式进行批评、质疑和超越过程中一个完整的"证据链"；离开中间的任何一个环节，由行为经济学家所主导的经济学"范式革命"都将是不完整的。

库恩曾经指出，一个科学理论的"研究范式"，不但包含了它的基础假设、基本定律、基本命题，以及相关的应用分析模式，而且包含了它在研究过程中所使用的特定的研究方法，即它的研究手段和技术工具。[⑤]从某种意义上说，正是科学技术发展所导致的新的研究手段和技术工

---

① Chen S H, Chie B T, Zhang T. "Network-Based Trust Games: An Agent-Based Model". *Journal of Artificial Societies and Social Simulation*, 2015, 18(3), p. 5.

② Ye H, Tan F, Ding M, et al. "Sympathy and Punishment: Evolution of Cooperation in Public Goods Game". *Journal of Artificial Societies and Social Simulation*, 2011, 14(4), p. 20.

③ Ye H, Chen S, Luo J, et al. "Increasing Returns to Scale: The Solution to The Second-Order Social Dilemma". *Scientific Reports*, 2016, 6(1):31927.

④ Li Y, Ye H. "Effect of the Migration Mechanism Based on Risk Preference on the Evolution of Cooperation". *Applied Mathematics and Computation*, 2018, 320, pp. 621-632.

⑤ 托马斯·库恩：《科学革命的结构》(第 4 版)，金吾伦、胡新和译，北京：北京大学出版社 2021 年版，第 8 页。

具的出现，才使我们得以发现旧范式无法解释的“异常现象”。在物理学和天文学中，许多“异常现象”的发现都依赖于电子显微镜、天文望远镜和粒子加速器技术的突破。因此，从行为实验到神经实验，从神经实验到仿真实验的发展，本身就是行为经济学“范式革命”逐步取得成功的重要标志，它们是行为经济学家的电子显微镜、天文望远镜和粒子加速器。作为行为经济学特有的研究方法和技术工具，行为实验对应着行为经济学家对行为范式的探索研究，神经实验对应着行为经济学家对偏好范式的探索研究，仿真实验对应着行为经济学家对演化范式的探索研究。在此基础上，它们共同构筑起整个行为经济学理论大厦，为经济学的“范式革命”提供创新的元素和质料。20 世纪以来，作为行为经济学三大研究方法和技术工具的行为实验、神经实验和仿真实验，本身也在不断地进行深化和发展。比如，为了解决实验室实验（Laboratory Experiment）的外部有效性问题，行为实验发展出了田野实验（Field Experiment）的分析技术；为了解决脑成像（Brain Imaging）的因果推断问题，神经实验发展出了脑刺激（Brain Stimulation）的分析技术；为了解决个体行为建模的社会关联问题，仿真实验发展出了社会网络建模的分析技术。因此，目前行为经济学的研究方法和技术工具事实上包含以行为实验、神经实验、仿真实验为代表的“三大领域”，以及以实验室实验、田野实验、脑成像实验、脑刺激实验、个体行为建模仿真实验、社会网络建模仿真实验为代表的“六个方向”，它们对行为经济学整个学科体系的研究范式起着极为重要的支撑作用（见图 1）。

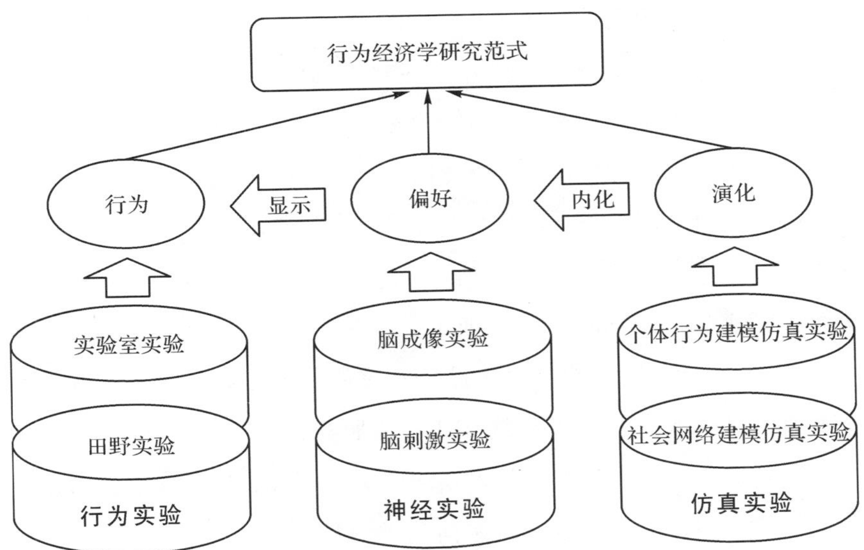

图1 行为经济学研究方法与研究范式的关系

浙江财经大学经济行为与决策研究中心是目前国内唯一一家在行为经济学研究方法“三大领域”和“六个方向”上都具备研究能力并同时开展研究的科研机构。浙江财经大学经济行为与决策研究中心的前身是浙江大学跨学科社会科学研究中心（Interdisciplinary Center for Social Sciences，ICSS）。2003年，我与汪丁丁教授、罗卫东教授一起创建了浙江大学跨学科社会科学研究中心，把通过科学实验手段探索和推动经济学基础理论与研究方法的创新作为一个主要突破方向。近20年来，该团队培养了40多名既经过主流经济理论严格训练又具有批判精神和跨学科视野的优秀博士和博士后。他们在《经济研究》《管理世界》《世界经济》《经济学季刊》《心理学报》等国内重要期刊发表相关论文60余篇，在*Scientific Reports*、*Frontiers in Psychology*、*Journal of Artificial Societies and Social Simulation*、*Behavioural Brain Research*、*Theory and Decision*、*Macroeconomic Dynamics*、*Journal of Economic Dynamics and Control*、*Economics Letters*、*Economics Bulletin*等国际知名SSCI和SCI期刊发表相关论文40余篇；出版相关专著和译著20余部；主持或参加了包括国家社科重大项目、重点项目和一般项目，国家自然科学基金面上项目和青年项目，教育部后期资助重大项目、一般项目和青年项目在内的各类研究课题50余项；获得教育部人文社科优秀成果奖、中国大学出版社图书奖、省市哲学社会科学优秀成果奖等各类学术奖励20余项。2006年以来，我开始对招收的硕士研究生和博士研究生实行定向分类的指导与培养，分别侧重于实验室实验、田野实验、脑成像实验、脑刺激实验，以及基于个体行为建模和社会网络建模的计算机仿真实验，逐步在行为经济学研究方法的“三大领域”和“六个方向”上实现了全覆盖。

2015年，由于许多优秀博士生面临毕业分配问题，我无力将他们全部留在浙江大学，于是在浙江省特级专家王俊豪老校长的大力支持下，浙江财经大学整体引进了我们团队。2016年，浙江财经大学经济行为与决策研究中心正式成立。2017年，浙江财经大学经济行为与决策研究中心成为首批浙江省哲学社会科学A类重点研究基地，由我出任基地学术委员会主席兼首席专家，浙江财经大学党委副书记、理论经济学学科负责人卢新波教授出任基地主任，我的学生罗俊副教授和姜树广博士任基地副主任。2019年4月，首届中国行为与实验经济学论坛在浙江财经大学顺利召开。该论坛由《经济研究》编辑部、中国人民大学经济学院、清华大学经济管理学院、南开大学商学院、暨南大学经济学院、上海财经大学经济学院、浙江财经大学经济行为与决策研究中心和南京审计大学泽尔滕经济学实验室共同发起，来自剑桥大学、加州大学圣地亚哥分校、新加坡南洋理工大学、诺丁汉大学等海外知名大学，以及清华大学、北京大学、浙江大学、中国人民大学、复旦大学、上海交通大学、北京师范大学、南开大学、武汉大学、山东大学、厦门大学、上海财经大学、中山大学、暨南大学、华东师范大学、上海外国语大学等国内顶级大学的260余名专家学者分别围绕个体行为决策、行为博弈、市场设计、田野实验、行为金融、神经经济学等主题，展开了热烈的学术交流和讨论。在大会主会场上，我以论坛首任主席的身份做了“理论建构：行为经济学的使命”的主旨报告，系统梳理了行为经济学过去的发展历程、目前的发展困境及未来的发展方向。我在报告中指出，行为经济学基于对传统的经济学“理性假设”和“自利假设”的挑战，发展了行为实验、神经实验和仿真实验等新的研究方法，但仍面临缺乏简洁的逻辑起点和一致的逻辑解释等主要困境。我认为，要最终完成经济学的范式革命，行为经济学应该将行为人假设、行为博弈假设、演化均衡假设纳入公理体系，利用量子概率论的叠加原理把理性与非理性、自利与非自利等对立的行为融为一个分析系统，构建一个新的经济学逻辑框架。量子概率论与经典概率论的区别在于，它以波的形式描述两种（或 n 种）不同概率事件相互纠缠的叠加状态，从而在经典概率论的全概率公式之外引入一个叠加项。由于叠加项可以大于零或小于零，因此量子概率的计算结果会与经典概率产生偏移，而这种偏移可以在很大程度上解释经典概率论无法解释的异象。如果叠加项取值为零，量子概率则蜕化为经典概率。因此，经典概率论只是量子概率论的一个特例。这一特性表明，建立在量子概率论基础上的经济学新范式将把传统的主流经济学作为一个特例包含在内，其关系就如爱因斯坦的相对论与牛顿的经典力学一样，从而使这一新的理论范式既能解释传统经济学可以解释的现象，也能解释传统经济学无法解释的异象。

浙江财经大学经济行为与决策研究中心的宗旨是："秉持批判精神与跨学科视野，致力于通过科学实验手段(包括行为实验、神经实验和仿真实验)探索经济学基础理论与研究方法的创新，推动经济学研究范式的革命。"目前，浙江财经大学经济行为与决策研究中心拥有全职研究人员 22 人，海外和国内知名大学的特聘或兼职研究人员 8 人，全职博士后研究员 6 人，全日制脱产攻读学位的硕士研究生和博士研究生 12 人。中心配备一个拥有 50 个封闭隔间的占地 250 平方米的"神经与行为经济学实验室"(Neuro & Behavior EconLab)，以及包括研究生和博士后工作室、电子阅览室、讨论室、会议室在内的占地 600 余平方米的区域。中心配备了功能性近红外脑成像仪 2 台、64 通道 EEG 相关电位脑记录仪 3 台、VR 虚拟现实与生物反馈系统 2 台(套)、多导生理记录仪 2 台(套)、桌面眼动仪 3 台、经颅直流电刺激仪 10 台(套)，以及用于计算机仿真的大型服务器和数据存储设备等行为科学、心理科学、认知科学、神经科学和计算机科学的基础研究设备。

出版"行为经济学研究方法与实例丛书"是浙江财经大学经济行为与决策研究中心的一项重要学术任务。丛书编辑的宗旨是："通过丰富、具体的研究实例，向读者全面介绍包括行为实验、神经实验和仿真实验在内的'三大领域'，以及包括实验室实验、田野实验、脑成像实验、脑刺激实验、个体行为建模仿真实验、社会网络建模仿真实验在内的'六个方向'为代表的行为经济学前沿研究方法，从而探索和推动经济学基础理论的创新与经济学研究范式的革命。"该丛书精选了浙江财经大学经济行为与决策研究中心8名优秀博士生的博士学位论文，并在这些博士论文的基础上经作者全面和认真的修订而成。丛书研究的具体内容涉及互惠、利他、公平、信任、合作、风险偏好、损失厌恶、禀赋效应、身份标签、群体偏向、器官捐献和宗教信仰等行为经济学的基本议题。通过阅读和学习，我们希望有志于行为经济学研究的读者能够全面了解并掌握行为经济学的前沿研究方法，能够独立地或以团队形式完成相关的行为经济学研究。为了达成这一目的，我们在每本书的附录中尽可能详尽地向读者提供有关的实验设计、实验步骤、实验材料和实验的原始数据，以及相关的Z-tree、MatLab和NetLogo等实验程序编写的源代码。我们希望该丛书能够成为一套指导行为经济学研究的实验指南和实验手册，从而推动我国行为与实验经济学的发展。

叶　航

2020年10月

于杭州下沙高教园区丽泽苑

自　序

通过器官移植，实现生命接力是人类早已有之的梦想。在现代医学产生之前，这仅仅存在于神话传说之中。例如，古印度一外科医师利用病人手臂上的皮肤重整鼻子；中国古代神医扁鹊为鲁公扈、赵齐婴二人换心。这些其实都反映了人类想要通过器官移植来延续生命的美好愿望。1954年，美国医生约瑟夫·默里(Joseph Murray)在同卵双胞胎身上成功实施了人类历史上第一例有长期存活功能的肾移植手术，开了人类器官移植的先河。随着免疫抑制药物的研究和医疗技术的进步，从肾移植到肝移植、心脏移植等器官移植，成功挽救了众多器官功能衰竭患者的生命，使越来越多的人看到了重获健康的希望。目前，器官移植已作为一种综合性的医疗手段，在世界各国得到普遍应用。

器官要移植，先要有供体。从全球来看，现有的捐献量远远跟不上快速增长的等待名单，绝大多数国家面临着器官移植供需的巨大缺口。中国的器官移植供体短缺问题也很严重，目前每百万人口(Per Million People，PMP)尸体器官捐献率大约为3.67，是世界上器官捐献率较低的国家之一。与此相比，从 2017 年世界各国每百万人口尸体器官捐献率来看，最高的是西班牙，达到 46.9；其次是葡萄牙，每百万人口尸体器官捐献率达到 34.01。

本书围绕“器官捐献”这一国际社会高度关注的问题，立足中国实验样本，通过实验经济学方法，研究如何提高中国的器官捐献登记率，缓解供体不足问题。本书第 1 章是导论；第 2 章阐述了助推器官捐献登记的激励理论；第 3 章为器官捐献行为的模型解释和影响因素分析；第 4—6 章分别介绍了降低捐献登记成本与默认机制的结合、人道主义救助与默认机制的结合，以及优先权分配与默认机制的结合对中国器官捐献登记影响的实验研究；第 7 章探讨了中国器官捐献登记的助推机制设计；第 8 章是本书的总结，以及进一步研究的展望。

本书得以顺利付梓，离不开我的导师叶航教授的悉心指导和帮助。本书得到了浙江省哲学社会科学规划课题(17NDJC166YB)、浙江省自然科学基金(LY19G030018)、教育部人文社会科学研究项目(“中国器官捐献激励机制研究：基于实验室实验和田野实验方法”18YJCZH265)，以及浙江财经大学经济行为与决策研究中心的资助。在此深表感谢！

郑　恒

2021 年 8 月

目　录

1 导 论

1.1 器官移植与捐献

随着免疫抑制药物的研究和医疗技术的进步，器官移植成功挽救了众多器官功能衰竭患者的生命。自 1954 年美国医生约瑟夫·默里第一次成功进行肾移植手术起，人体器官移植取得了巨大成就，每年数以万计的病人在器官移植后得以活下来。从肾移植到肝移植再到心脏移植等，器官移植已成为当前普遍有效的常规医疗手段。

移植器官来源包括活体供体和尸体供体。活体捐献是指自然人在其生命存续期间自愿将自己的个别器官或组织赠予其他病人，其原则是不伤害供体的生命和健康。因此，活体供体器官类型以肾脏为最多，且多捐献给有血缘关系的亲属。尸体捐献是指自然人自愿在其死亡后将自己的器官组织或遗体赠予他人的行为。

虽然从医学角度而言，活体器官质量要优于尸体器官，术后患者的急性排斥反应发生率及失败率都较低，患者的存活率相对较高，而且活体器官捐献主要限于亲属之间，组织适配率较高，相容性更好，但考虑到，一方面，器官移植手术不可能百分之百确保成功，从健康人身上摘取器官的手术本身就存在风险；另一方面，如鼓励亲属间捐献移植，可能会让亲人感到压力，这有悖于伦理和个人意愿，因此临床上并不鼓励亲属间活体器官捐献，活体器官移植是不得已而为之。相反，因为尸体捐献者能够提供多种数量的组织器官，所以移植器官更多取自尸体供体。本书的研究主要针对尸体或者遗体器官捐献。

1.2 器官移植面临的重大现实问题

器官移植要成功开展，首先要保证有捐献器官。从 2017 年世界各国每百万人口尸体器官捐献率来看[①]，最高的是西班牙，每百万人口尸体器官捐献率达到 46.9；其次是葡萄牙，每百万人口尸体器官捐献率达到 34.01；美国位于第五位，每百万人口尸体器官捐献率是 31.96。在已有数据的国家中，最后三位是印度、尼加拉瓜和危地马拉，2017 年每百万人口尸体器官捐献率分别只有 0.3、0.15 和 0.12。可见，无论活体捐献还是尸体捐献，目前绝大多数国家都面临着器官移植供需的巨大缺口。根据美国器官供应移植网络（the Organ Procurement and Transplantation Network，OPTN）的数据，美国尸体器官捐献者从

① 数据来源：国际器官捐献移植登记网，网址为 http://www.irodat.org/。

2000 年的 5985 人增加到 2018 年的 10721 人，增长 79%。但是，快速增加的捐献量还是跟不上更加快速增长的等待名单，因为同时段每年新增等待器官移植的患者人数从 2000 年的 39153 人增加到了 2018 年的 97833 人[①]。

20 世纪 60 年代，我国开始器官移植。但公民自愿器官捐献体系一直到 2020 年才逐渐建立起来。目前，我国每百万人口尸体器官捐献率大约在 3.67，是世界上器官捐献率较低的国家之一。器官移植供体短缺问题较为严重。

1.3 中国当前的器官捐献体系

事实上，中国早已意识到这个问题，并着手器官捐献移植制度的规范建立，对捐献体系进行了初步的改革。自此，中国开始走上器官捐献法制化道路，成立了专门的捐献和移植负责机构，启动了人体器官捐献试点工作，人体器官捐献体系初步形成。具体表现为以下 6 个方面。

第一，走上了器官捐献法制化道路。我国器官移植立法尽管起步较晚，但已正式走上法制化道路。1987 年，台湾最早颁布了《人体器官移植条例》，迈出了器官移植立法的第一步。1995 年，香港也制定了《人体器官移植条例》，并在 1998 年进行完善、修订。随后，其他各省市也陆续发布了地方性条例。如 2000 年，上海发布了《上海市遗体捐献条

① 数据来源：美国器官供应移植网，网址为 https://optn.transplant.hrsa.gov/。

例》;2003年,深圳发布了《深圳经济特区人体器官捐献移植条例》;2005年,福建发布了《福建省遗体和器官捐献条例》。2006年3月,卫生部(现国家卫生健康委员会)出台我国首部国家级器官移植法律法规——《人体器官移植技术临床应用安全管理暂行规定》。2007年3月,国务院出台了《人体器官移植条例》,标志着我国器官移植正式进入法制化道路。2013年8月,国家卫生和计划生育委员会(现国家卫生健康委员会)印发了《人体捐献器官获取与分配管理规定(试行)》。2015年8月22日,在广州举行的中国器官获取组织联盟大会暨国际器官捐献论坛上,中国首部《中国器官捐献指南》正式发布。

第二,成立了专门的捐献和移植负责机构,明确了人体器官捐献体系组织结构。2010年9月,中国红十字会总会和卫生部(现国家卫生健康委员会)印发《关于成立中国人体器官捐献工作委员会和中国人体器官捐献办公室的通知》(红总字〔2010〕70号),中国人体器官捐献工作委员会和中国人体器官捐献办公室开始设立。2012年7月,中央机构编制委员会办公室印发《关于设立中国人体器官捐献管理中心的批复》(中央编办复字〔2012〕151号),同意中国红十字会总会设立中国人体器官捐献管理中心,主要负责捐献相关工作,包括宣传动员、报名登记人体器官捐献、对器官捐献进行见证、公平分配捐献器官、对捐献进行救助激励、缅怀纪念及建设相关信息平台等。在此基础上,成立了人体器官移植技术临床应用委员会(Organ Transplant Committee,OTC)和中国人体器官获取组织,并建立了由国家和省(区、市)两级构成的人体器官捐献组织机构(见图1-1)。

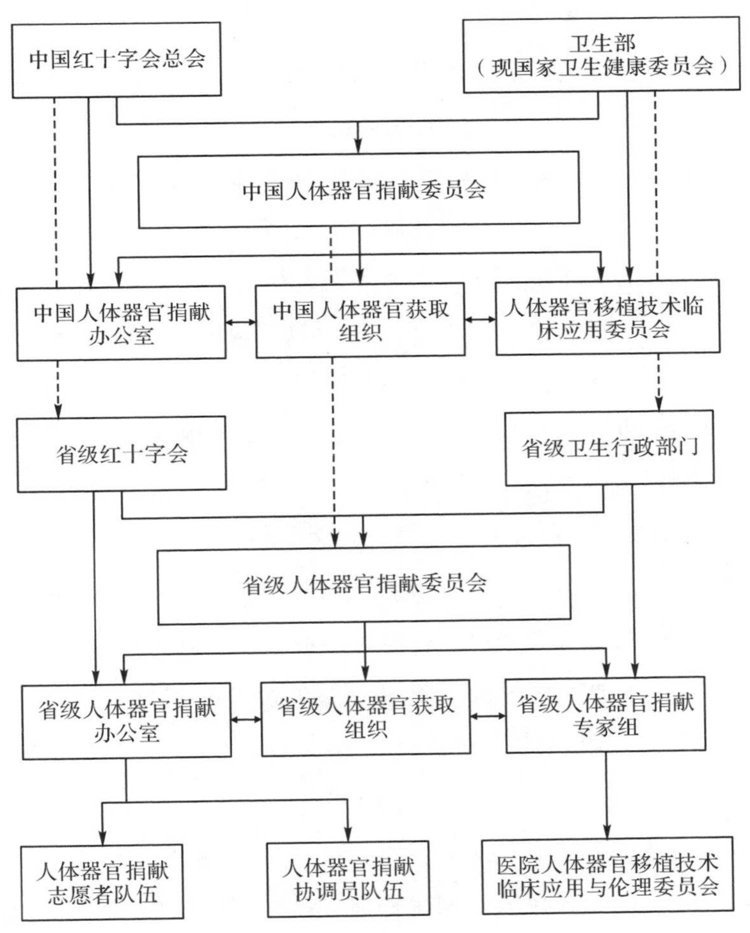

图 1-1　中国人体器官捐献体系组织结构

第三,制定了协调员管理办法,更好地协调人体器官捐献与移植。协调员在人体器官捐献和移植工作中起着桥梁作用,其职责主要包括发现潜在的、符合条件的捐献者;征得捐献者或其家属的捐献知情同意;协调捐献者、捐献者亲属、医院和相关部门,完成器官捐献;到殡仪馆办理手续,给家属颁发遗体捐献证书,向遗体告别;对捐献者亲属表示关爱和慰问。2010 年 6 月,中国红十字会总会和卫生部(现国家卫生健康委员会)在深圳联合举办了第一期人体器官捐献协调员培训班。2011 年 8 月,中国红十字会总会和卫生部(现国家卫生健康委员会)联合下发了《人体器官捐献登记管理办法(试行)》和《人体器官捐献协调员管理办法》,进一步规范人体器官捐献报名登记和协调员管理工作。2013 年 8 月,国家卫生和计划生育委员会(现国家卫生健康委员会)制定了《人体捐献器官获取与分配管理规定(试行)》,对人体器官获取组织的成立进行了具体规定。人体器官获取组织由人体器官移植外科医师、神经内外科医师、重症医学科医师及护士等组成,并由该组织组建人体器官捐献协调员队伍,强调协调员队伍必须具备专门技术和资质。2015 年,中国人体器官捐献管理中心发布《关于进一步加强和规范人体器官捐献工作的通知》(中器捐管字〔2015〕1 号),进一步提出要加强和规范协调员队伍管理,严把协调员准入关,加强协调员业务培训。2021 年 1 月,根据《中华人民共和国民法典》等法律法规,中国红十字会总会、国家卫生健康委员会重新制定了《人体器官捐献协调员管理办法》(具体内容见附录一)。

第四,制定了人体器官捐献登记管理办法,开通了在线人体器官捐献志愿登记系统。为进一步规范人体器官捐献志愿登记管理,逐步建立科学的人体器官捐献登记工作机制，中国红十字会总会和卫生部（现国家卫生健康委员会）根据《中华人民共和国红十字会法》《人体器官移植条例》《中国人体器官捐献试点工作方案》，制定了《人体器官捐献登记管理办法（试行）》（中红字〔2011〕64 号）。办法指出，人体器官捐献指下列两种情况：一是有完全民事行为能力的公民通过书面自愿申请人体器官捐献登记，并且没有撤销该登记，待其身故后进行的人体器官捐献；二是公民生前未表示不同意捐献其器官，待其身故后，其配偶、成年子女、父母达成一致意见，共同或委托代表以书面形式表示同意的人体器官捐献。人体器官捐献志愿者若因意外事故或疾病，达到潜在捐献状态时，需由捐献者配偶、成年子女或父母共同填写《中国人体器官捐献登记表》，最终确认器官捐献。在此基础上，中国人体器官捐献管理中心制定了《中国人体器官捐献志愿登记管理办法（试行）》（中器捐管字〔2014〕10 号）（具体内容见附录二），确定了中国人体器官捐献志愿登记表和中国人体器官捐献志愿登记卡形式（具体见附录三和附录四）。

器官捐献登记方式可以是到登记机构登记、登记机构工作人员上门服务、网上登记、邮寄或者其他方式。目前，我国有两个网址可以在线申请登记器官捐献，也可以随时取消登记。一个网站是“施予受器官捐献志愿者服务网”（网址是 http://www.savelife.org.cn/）。这是 2014 年国家卫生和计划生育委员会（现国家卫生健康委员会）与慈善组织“国际扶轮社 3450 地区”达成协议展开合作，旨在联手推动中国器官捐献工作、宣传动员人体器官捐献而建立的网站。2016 年 12 月，支付宝开通了快捷注册捐献者登记通道，搜索“器官捐献”即可进入“施予受”平台。另一个网站是 2014 年 4 月正式上线的中国人体器官捐献管理中心网站（网址是 http://www.codac.org.cn/），同时该网站还推出了微信公众号。这是我国公民进行器官捐献志愿登记的在线申请网址入口，也是我国器官捐献相关信息的权威发布网站，包括捐献工作进展和器官捐献相关知识的发布，以及公众志愿登记信息的查询。截至 2019 年 11 月 22 日，该网站首页直接实时显示全国共实现器官捐献 26689 例，捐献器官 76324 个，器官捐献登记报名人数 1658440 人，与 2016 年 3 月 31 日已登记的器官捐献人数 67012 人相比，增加约 2375%，增幅巨大。

第五，建立了器官分配与共享系统，规定了器官分配优先权。为最大程度公平、公正、公开地解决器官分配问题，2009 年，香港大学受卫生部（现国家卫生健康委员会）委托，负责开发中国器官分配与共享系统，试图根据患者病情的缓急、供受体器官的匹配程度等国际公认的医学指标对患者进行排序，利用计算机自动配型来严格遵循器官分配政策，从而排除人为因素的干扰，建立起一个自动化计算机系统。2010 年 3 月，天津、辽宁等 11 个省市启动了人体器官捐献试点。试运行期间共有 38 家器官获取组织，在器官分配与共享系统的计算机上，实施了 353 名捐献者捐献的 720 个大器官的自动分配。

2010 年 12 月，卫生部（现国家卫生健康委员会）印发了《中国人体器官分配与共享基本原则和肝脏与肾脏移植核心政策》（卫医管发〔2010〕113 号），规定了器官分配匹配名单的排序规则，同时指出，为鼓励器官捐献，弘扬器官捐献者挽救他人生命的奉献精神，尸体器官捐献者的直系亲属或活体器官捐献者如需要接受肝移植手术，排序时将获得合理的优先权。2018 年，国家卫生健康委员会对《中国人体器官分配与共享基本原则和肝脏与肾脏移植核心政策》（卫医管发〔2010〕113 号）

进行修订，并制定了心脏、肺脏分配与共享核心政策，形成了《中国人体器官分配与共享基本原则和核心政策》（国卫医发〔2018〕24 号）。同时，该政策明确规定，为鼓励公民逝世后进行器官捐献，同一分配层级内符合以下条件的肝脏、肾脏、心脏、肺脏移植等待者，在排序时将获得优先权：①公民逝世后器官捐献者的直系亲属、配偶、三代以内旁系血亲；②登记成为中国人体器官捐献志愿者 3 年以上。

2011 年 4 月，全国 164 家器官移植医院正式运行中国器官分配与共享系统。为了使所有的捐献器官全部进入器官分配系统进行分配，2013 年 8 月，国家卫生和计划生育委员会（现国家卫生健康委员会）制定了《人体捐献器官获取与分配管理规定（试行）》（国卫医发〔2013〕11 号），严格禁止任何机构、组织和个人擅自在器官分配系统外分配捐献器官。为深入贯彻落实《人体器官移植条例》，进一步完善人体器官分配与共享政策，保障人体器官科学公正分配，维护人民群众健康权益，2019 年 1 月，国家卫生健康委员会对《人体捐献器官获取与分配管理规定（试行）》（国卫医发〔2013〕11 号）进行修订，形成了《人体捐献器官获取与分配管理规定》（国卫医发〔2019〕2 号）（具体内容见附录五）。

第六，启动了人体器官捐献试点工作，明确了中国人体器官捐献流程。2010 年，为建立我国人体器官捐献体系，中国红十字会总会与卫生部（现国家卫生健康委员会）根据《人体器官移植条例》的有关规定，决定共同开展人体器官捐献试点工作，制定了《中国人体器官捐献试点工作方案》（红总字〔2010〕13 号）（具体内容见附录六）。2010 年 3 月 2 日，“全国人体器官捐献试点工作启动会”在天津召开，中国红十字会总会和卫生部(现国家卫生健康委员会)计划在全国10个省市启动人体器官捐献试点工作。随后,江苏、福建、湖北等地也展开了人体器官捐献试点工作。2013年6月,云南、贵州、海南、黑龙江、甘肃、河北6省也加入了人体器官捐献工作的队伍。至此,一共有25个省(区、市)开展了公民逝世后人体器官捐献工作。从器官捐献者、器官移植等待者登记,到器官获取、器官移植,以及最后的缅怀纪念,中国人体器官捐献流程已经明确建立(见图1-2)。

总之,在政府和相关部门的努力下,我国已经初步建立了器官捐献移植体系,公民器官捐献率稳步上升,目前器官捐献在数量上已处于亚洲国家首位,百万人口尸体器官捐献率达到3.67左右。尽管如此,与每百万人口尸体器官捐献率高达46.9的西班牙相比,中国的器官捐献率尚处于世界器官捐献率的倒数位,器官移植供需缺口依然很大。正如中国红十字会原常务副会长赵白鸽曾表示的:尽管器官捐献工作成绩显著,但"仅是万里长征迈出的第一步"。因此,对我国器官移植来说,提高器官捐献率,缩小器官移植供需缺口是我国目前面临的重大现实问题。

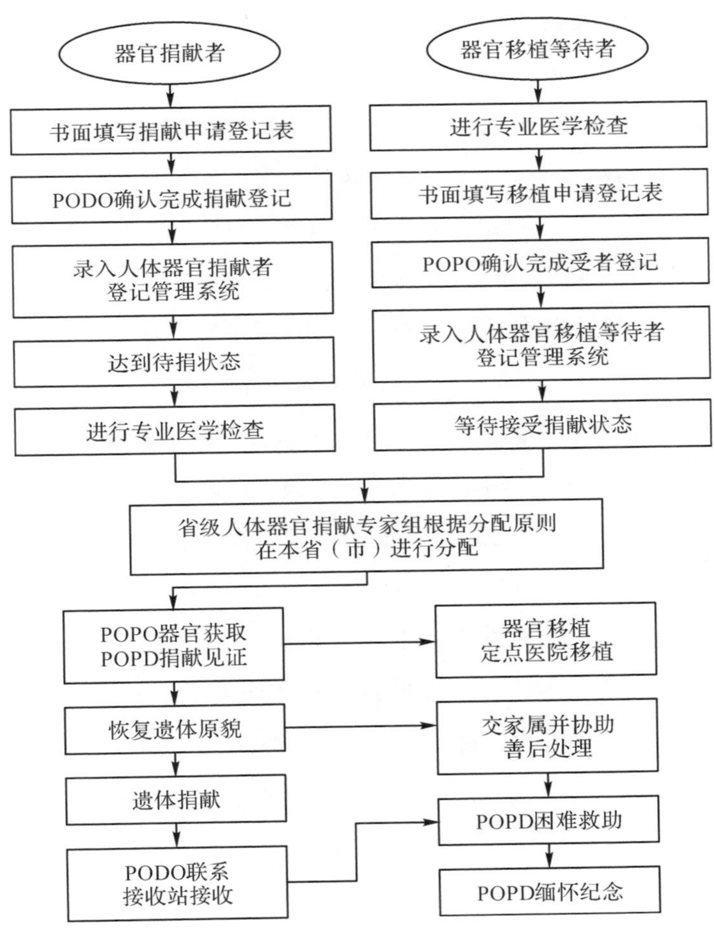

图 1-2　中国人体器官捐献工作流程

1.4 研究内容与框架

如何提高公民志愿器官捐献登记率，从世界各国的做法来看，各国在完善器官捐献体系的基础上，采取了各种助推激励机制。具体包括直接财政助推，如税收抵免、人道主义救助；间接财政助推，如丧葬费用报销、生命与伤残保险等；改变默认规则；优先权分配机制；道德上的奖励，如给予捐献者荣誉勋章；等等。国外对于器官捐献方面的理论研究已经相对深入，具体实践方面也积累了成熟经验，但器官捐献各种助推机制产生的具体效果尚未有一个统一的结论。而对我国来说，基于伦理、文化背景等国情的不同，国外的助推制度可能并不一定适用。尽管我们国家以及部分省份已经出台相关助推措施，但目前都以试点居多。因此，关于我国器官捐献的助推机制的全面实施，一个可行且合理的思路是参照国外成熟的研究范式，结合我国的现实问题，利用前沿工具实验室实验来检验中国情境下各种助推机制的适用性，为全面推广适合我国的器官捐献助推激励机制提供实证支撑，制定出符合中国国情、伦理、文化的助推激励机制，以解决我国移植器官的巨大供体不足问题，切实提高人民福利。

本书第 1 章是“导论”。本章主要提出了当前器官移植面临的重大现实问题，即器官短缺，并概述了中国当前的器官捐献体系。

第 2 章是“助推器官捐献登记的激励理论”。本章从经济学角度出发，对激励理论及关于器官捐献助推激励的研究成果进行了系统梳理和归纳。

第 3 章是“器官捐献行为的模型解释和影响因素分析”。本章首先是器官捐献行为数理模型构建。这部分是理论研究，采用行为经济学的双曲线贴现模型的分析框架，对比跨期的成本收益来刻画器官捐献行为，从而为器官捐献行为提供理论上的支撑。然后从国别上宏观分析器官捐献的影响因素。利用 16 个国家 2004—2013 年的跨国面板数据，计量分析相关因素对器官捐献率的影响。

第 4 章是“助推中国器官捐献登记的实验研究——降低捐献登记成本与默认机制的结合”。本章通过实验室实验，立足中国的实验样本，设计了一个 2×2 实验，分为 4 个实验组：控制组、折扣组、退出组和退出且折扣组。招募被试，从降低行为人个体器官捐献成本角度出发，将降低捐献登记成本与默认机制相结合，研究降低捐献登记成本在推定同意和知情同意不同默认机制下对中国器官捐献行为的影响效应。

第 5 章是“助推中国器官捐献登记的实验研究——人道主义救助与默认机制的结合”。本章通过实验室实验，立足中国的实验样本，设计了一个 2×2 实验，分为 4 个实验组：控制组、救助组、退出组和退出且救助组。招募被试，从提高行为人个体器官捐献后的收益角度出发，将捐献后的人道主义救助与默认机制相结合，研究人道主义救助在推定同意和知情同意不同默认机制下对中国器官捐献行为的影响效应。

第 6 章是“助推中国器官捐献登记的实验研究——优先权分配与默认机制的结合”。本章通过实验室实验，立足中国的实验样本，设计了一个 2×2 实验，分为 4 个实验组：控制组、优先组、退出组和退出且优先组。招募被试，从捐献器官的分配政策出发，将优先权分配制度与默认机制相结合，研究优先权分配在推定同意和知情同意不同默认机制下对中国器官捐献行为的影响效应。

第 7 章是“中国器官捐献登记的助推机制设计”。第 7.1 节指出要提高我国器官捐献登记率，当前面临的紧迫任务是完善我国的器官捐献体系。本节在第 4—6 章的 3 个实验室实验的基础上，增加了 4 个实验局，结合我国目前捐献中存在的问题，通过设置正负不同的信息环境，来验证不同信息刺激是否会影响到我国的器官捐献登记率，提出要提高我国的器官捐献率，首要举措是完善当前的器官捐献体系。第 7.2 节提出要逐步推进我国器官捐献登记助推机制。本节在第 4—6 章的 3 个实验室实验的基础上，抽取了默认不同意情况下，控制组、折扣组、救助组和优先组不同实验局，在我国当前默认为不同意的情况下，分析降低捐献登记成本、人道主义救助和优先权分配对我国器官捐献行为产生的不同效应，设计符合我国当前国情、伦理和文化背景的最为合理有效的助推机制。

第 8 章是“结论与展望”。本章对本书进行了总结，并提出进一步研究的方向。

2 助推器官捐献登记的激励理论

2.1 激励理论综述

激励(Motivate)一词从拉丁文(Movere)演变过来,意指“采取行动”。随着学者对其研究的深入,激励理论也逐步发展起来,主要分成管理激励理论和经济激励理论两个方面。管理激励理论在心理学和行为学领域又逐渐衍生出两种激励理论:一是主要研究人的需要及如何满足需要,被称为内容型激励理论,也称需要型激励理论;二是研究动机的产生及从动机产生到采取行动的心理过程,被称为过程型激励理论。经济激励理论则主要围绕委托代理机制和信息不对称的问题,发展并形成了信息经济学流派。下文首先对激励理论做一个简要的综述,其次重点对器官捐献助推激励研究进行综述。

2.1.1 内容型激励理论

内容型激励理论主要有需求层次理论(Hierarchy of Needs Theory)、双因素理论(Motivation-hygiene Theory)、生存—关系—成长理论(Existence Relatedness Growth Theory,简称 ERG 理论)和后天需求理论(McClelland's Theory of Needs)。20 世纪 50 年代,美国心理学家亚伯拉罕·马斯洛(Abraham Maslow)首先提出了需求层次理论,认为人的需求从低到高可以划分为 5 个层次,依次是生理需求、安全需求、爱的需求、尊重需求和自我实现的需求(Maslow,1954)。马斯洛认为每个人的需求是按先后顺序发展的,在不同阶段有不同的主导需求,只有低层次需求获得满足后,下一个较高层次的需求才能成为主导需求。在马斯洛理论的基础上,20 世纪 50 年代末期,美国行为科学家弗雷德里克·赫茨伯格(Frederick Herzberg)等人提出了双因素理论,也称激励—保健因素理论(Herzberg et al.,1959)。他们通过企业调查发现,引起职工不满意的因素大多与工作环境或工作关系相关,这些因素的改善可以消除职工不满,但无法使职工产生满意感,所以称之为保健因素;而使职工感到满意的因素主要与工作内容和工作成果相关,这类因素的存在能对职工产生强大而持久的激励作用,因此称之为激励因素。克莱顿·奥尔德弗(Clayton Alderfer)对马斯洛需求层次理论进行修改,提出了 ERG 理论,认为人的需求可以概括为 3 种:生存的需求、关系和谐的需求和成长的需求(Alderfer,1972)。美国哈佛大学心理学教授戴维·麦克利兰(David McClelland)从 20 世纪 40—50 年代开始注重研究人的高层次需求与社会性动机,提出有

3种主要的需求影响着人的行为，而且这些需求并非像马斯洛理论指出的那样是先天的本能欲求，而是通过后天学习获得的，所以称之为后天需求理论（McClelland，1961）。这3种需求为成就需求、权力需求、归属需求。

2.1.2 过程型激励理论

过程型激励理论主要包括期望理论（Expectency Theory）、公平理论（Equity Theory）、目标设置理论（Goal-setting Theory）和强化理论（Reinforcement Theory）。期望理论认为人之所以能够从事某项工作并达到组织目标，是因为这些工作和组织目标可以帮助他们满足某方面的需要。因此人们在进行激励时要处理好3个方面的关系：努力与绩效的关系、绩效与奖励的关系、奖励与满足个人需要的关系（Vroom，1964）。20世纪60年代前半期，美国心理学家斯泰西·亚当斯（Stacy Adams）提出公平理论。该理论认为，当一个人付出努力并取得报酬后，不仅关心自己所得报酬的绝对值，而且关心自己所得报酬的相对值，即通过横向比较来确定自己所获报酬是否合理（Adams，1965；Adams & Rosenbaum，1962）。20世纪70年代末，爱德温·洛克（Edwin Locke）研究了目标对于人类行为和绩效的效果，形成了目标设置理论（Locke，1978）。该理论认为，与模糊不清、没有挑战性，或者无法实现或不被接受的目标相比，设置一个明确的、有难度的，但可以实现且为人所接受的目标，能够带来更好的绩效。美国心理学家伯尔赫斯·弗雷德里克·斯金纳（Burrhus Frederic Skinner）则在有意识行为特性研究的基础上提出了强化理论。该理论认为，外界强化因素可以塑造人的行为。对某种行为进行肯定强化，可以促使该行为重复出现；对某种行为进行否定强化，可以修正或阻止这种行为的重复出现(Skinner，1969)。该理论由于关注点从研究动机和行动如何产生，转到了研究行为如何转化和改造，因此有时也被归类为行为改造型激励理论。

2.1.3 经济激励理论

随着劳动的分工与交易的出现，激励问题也随之产生。经济激励理论的主要推动力来自20世纪30年代的“经理革命”，即现代企业所产生的所有权、控制权分离现象。这一现象催生了对委托代理机制的研究，即企业所有者应通过怎样的机制来挑选和激励经营者。20世纪70年代以来，受博弈理论、非对称信息市场理论、人力资本理论等的影响，经济激励理论获得极大发展，逐步形成了西方现代经济学的信息经济学流派。乔治·斯蒂格勒(George Stigler)、约翰·纳什(John Nash)、莫里斯·阿莱(Maurice Allais)、威廉·维克里(William Vickrey)、约瑟夫·斯蒂格利茨(Joseph Stiglitz)、迈可尔·斯彭斯(Michel Spence)、乔治·阿克劳夫(George Akerlof)等诺贝尔经济学奖得主，都在信息经济学即激励理论研究方面做出重要贡献。经济激励理论中最典型的理论是委托代理模型。代理人属于信息掌握方，委托人属于信息掌握较少一方，为了解决信息不对称导致的逆向选择和道德风险问题，一方面要建立一个良好的遴选机制，选出合适的代理人；另一方面是设计一个科学的激励机制，满足约束原则和激励相容原则，使代理人的努力符合委托人的目标。20世纪80年代以来，动态博弈理论被引入“委托—代理”的研究中，强调了隐性激励机制，如竞争、声誉等在多次重复博弈中的激励作用。通过对委托代理理论的深入研究，经济学建立了许多数理模型，并通过演绎、推理、阐述等方式构建了逻辑严密的理论体系。

总体而言，上述内容型激励理论和过程型激励理论属于管理激励理论，主要通过对人性的研究来实现相应的激励，而经济激励理论则主要通过补偿机制的设计来实现个人与组织的激励相容。上述理论从不同角度、不同层面对激励问题进行了分析。事实上，要通过激励设计来解决经济社会中的真实问题，往往不是某种理论的单一应用，更一般的情况是上述相关理论的相互交融、综合应用。

2.2 器官捐献助推激励研究综述

器官移植一方面能够延长患者的寿命，另一方面能大大降低他们的医疗成本，这导致等待器官移植的需求暴涨。针对这种超额需求，经济学家的第一反应是无论对于活体器官还是尸体器官，都应发挥价格的调节作用，以高价取代当前法律规定的零价格，允许器官买卖交易(Becker & Elias，2007)。德韦恩・巴尼(Dwayne Barney)和拉里・雷诺兹(Larry Reynolds)最早从成本收益的角度讨论了禁止市场交易给器官捐献需求者带来的福利损失。但是事实上，出于伦理及人权考虑，基本上所有国家法律都明确禁止器官买卖交易(Barney & Reynolds，1989)。如美国1984年颁布的《器官移植法案》规定，器官交易是重罪；

法国1994年颁布的《法国刑法典》规定，对以买卖的方式获取器官者将判处7年监禁和处以10万欧元的罚款。伊朗是目前允许活体器官（主要是肾脏）有偿移植的唯一一个国家，但其器官交易制度是通过透析和移植病人协会（the Dialysis and Transplant Patients Association，DATPA）这一由患者组成的致力于互相帮助的非营利组织所协商完成的（李锦辉，2011）。捐献者自愿与协会进行联系，其与患者配型的费用是免费的。移植手术后器官捐献者可通过两种方式获得相应的补偿：一是伊朗政府给予捐献者大约1200美元的补偿和一定限额的涵盖一年内与手术相关病症的健康保险；二是捐献者可以得到器官接受者的一定补偿，补偿数目则通过协会事先沟通安排，非捐献者和器官接受者直接交易，补偿金额一般在2300—4500美元。如果器官接受者本身生活贫困，无力补偿，那么特定的慈善组织可以给予捐献者以补偿，伊朗政府则承担透析、征集、移植手术、术后抗排异药物和术后康复的所有费用。由此可见，伊朗的活体器官交易是政府严格管制下的有偿交易，并非真正意义上的自由交易。

活体器官捐献虽然主要限于亲属之间，但考虑到一方面器官移植手术不可能百分之百确保成功，从健康人身上摘取器官的手术本身就有风险，另一方面如鼓励亲属间移植，很可能会让亲人感到压力，这有悖于伦理和个人意愿，因此临床上并不鼓励亲属间活体器官捐献。因此我们认为，要减少器官供需缺口，关键要提高尸体器官捐献率。

捐献动机是器官捐献行为的促进因素。在各国法律都明确禁止器官买卖交易，强调器官捐献坚持自愿、无偿原则的条件下，利他主义是器官捐献行为的主要动机。在美国的西德尼·克利夫兰（Sidney

Cleveland)和英国的布拉德·摩尔(Brad Moores)的调查中,64%—70%的人表示愿意捐献主要是因为想要帮助他人(Cleveland,1975a,1975b;Moores et al.,1976)。1982 年,新英格兰器官银行通过邮件对新英格兰 98 个捐献者家庭的调查也证实了利他主义的重要作用。当被要求解释他们为什么同意捐献时,79%的人表示愿意帮助他人,这比其他任何一个原因都要高出 20 个百分点。同意捐献的另一个主要动机是为亲属寻找一种延续生命的方法。美国得克萨斯的一项调查发现,49%的捐献者家庭同意捐献是为了帮亲属找到一种延续生命的方法。新英格兰银行的调查也证实了这一点。29%的家属回答说,他们同意捐献器官的动机是对死者的纪念,40%的家属回答是,他们认为死者会通过捐献的器官"活下去"。家属同意捐献是为他们的亲属寻找一种延续生命的方式(Prottas,1983)。2016 年,丹麦一项通过电话调查进行的问卷研究同样得到了类似的观点。96.6%的受访者同意"我认为器官捐赠是一种帮助他人的行为"这一说法,85.8%的受访者表示同意或强烈同意"我希望自己的身体在死后会有用"这一观点(Nordfalk et al.,2016)。国内的尹志科、严谨(2013)采用抽样方法对湖南省长沙市红十字会器官捐献登记名单中的 34 名器官捐献志愿者进行访谈,访谈结果发现,"帮助他人"是器官捐献者愿意捐献器官的核心动机,受访者都表达了"在死后为社会、他人做出最后贡献"的期望。

诚然,一个基于利他主义道德标准的器官捐献系统是理想的,但是在各国目前面临器官供需巨大缺口的情况下,高捐献率还是远远达不到的。因此,我们需要建立一个更有效协调的系统,即把纯粹利他主义的理想与助推激励机制相结合。围绕如何提高器官捐献率,国外学者从器官捐献率的影响因素分析出发，提出了促进器官捐献率的相关助推激励措施。从世界各国的做法来看，具体包括：直接财政助推激励，如税收抵免；间接财政助推激励，如丧葬费用报销、生命与伤残保险；改变默认规则；优先权分配机制；道德上的奖励，如给予捐献者荣誉勋章；等等。下文我们将试图从器官捐献率的影响因素和器官捐献助推激励机制两个方面，对国内外相关研究成果进行系统梳理和归纳，期望借鉴国内外前沿研究成果，给出符合我国国情的器官捐献的未来研究方向，为我国器官捐献的政策制定和实施提供相应启示。

2.2.1 器官捐献率的影响因素分析

在对器官捐献率影响因素的研究中，学者重点关注的是推定同意立法或推定同意规则对器官捐献的影响。在理论分析层面，埃里克·约翰逊(Eric Johnson)和丹尼尔·古德斯坦(Daniel Goldstein)发现，采用推定同意默认规则退出机制的国家，其器官捐献率要高于采用加入机制的国家(Johnson & Goldstein，2003)。他们认为默认规则具有锚定效应，具有锚定倾向的经济人由于不愿支付更改成本而干脆按默认规则行事，因此，那些不采取任何明确行动来退出捐献的人将自动注册为捐献者。阿尔贝托·阿巴迪(Alberto Abadie)和塞巴斯蒂安·盖伊(Sebastien Gay)构建了一个简单的数理模型，个体首先决定是否捐献，然后家庭决定是否同意个体捐献(Abadie & Gay，2006)。个体捐献获得的效用等于捐献后的效用水平减去捐献前的效用水平。家庭对于个体捐献意愿方面的信息是不完全的。推定同意默认规则有助于完善家庭成员与拟捐献人在捐献意愿表达上的信息不对称，从而更容易获取家庭成员的支持而提高捐献率。叶德珠(2010)则认为,家庭成员间的信息不对称不足以解释捐献意愿与实际捐献率之间巨大差异所表现出的时间不一致特征。在他构建的双曲线贴现模型中,分为0、1、2三个时期,不同时期的贴现因子是不同的。在时期0,他将居民在时期1支付的成本和时期2得到的效用贴现到时期0,根据总效用函数得出居民最优的器官捐献数量。但到了时期1,贴现因子改变,总效用函数随之改变,导致居民受认知偏差的影响后实际的捐献量变小。由此,叶德珠运用经济学不一致时间偏好理论对推定同意默认规则的作用发挥机制进行了经济学的解释。

在实证分析层面,学者们主要通过计量分析方法进行研究,具有代表性的主要有5个。埃里克·约翰逊和丹尼尔·古德斯坦用1991—2001年17个国家的时间序列数据进行多元回归分析,将实际尸体捐献率作为被解释变量,默认规则作为解释变量,控制了国家间的倾向性捐赠、移植的基础设施、教育水平和宗教信仰等其他差异后,发现推定同意默认规则会使器官捐献率从14.1上升到16.4,增加16.3%(Johnson & Goldstein,2003)。类似的结论也得到了其他学者的论证。罗纳德·金贝尔(Ronald Gimbel)等人和基兰·希利(Kieran Healy)各自分析研究发现,推定同意默认规则会使器官捐献率每百万人口增加6.14和2.7(Gimbel et al.,2003;Healy,2005)。阿尔贝托·阿巴迪和塞巴斯蒂安·盖伊对22个国家1993—2002年为期10年的相关数据进行回归分析,发现影响器官捐献的各因素,如人均国内生产总值、人均卫生支出、宗教信仰、普通法立法体系,以及每千人中机动车事故和脑血管疾病的死亡率,解释了捐献率上的很多变化,当控制那些因素后，推定同意默认规则会提高器官捐献率25%—30%（Abadie & Gay，2006）。贾科莫·巴比诺托·尼托（Giácomo Balbinotto Neto）等人对34个国家1998—2002年的纵向面板数据进行分位数回归分析，结果也表明推定同意默认规则对器官捐献具有积极作用，在0.25、0.5、0.75不同的分位数上，其影响结果在21%—26%（Neto et al.，2007）。

在影响器官捐献率的因素分析中，虽然推定同意立法促进了器官捐献率提高，但上述研究同时表明，其他的解释性因素与一国器官捐献率的变化也紧密相关。安柏·利塔利亚（Amber Rithalia）等人认为，除了推定同意立法外，立法、捐献者的可获得性、捐献的组织和基础设施服务、卫生保健的财富和投资，以及公众对器官捐献的态度和对器官捐献的认识都可能起作用，但它们的相对重要性目前尚不明确（Rithalia et al.，2009）。在上述研究中，除了埃里克·约翰逊和丹尼尔·古德斯坦（Johnson & Goldstein，2003）一文只有结论没有具体的分析，后面4篇研究论文都利用不同数据来源，包含不同时间段的样本，运用不同的分析方法进行了具体的论证。表2-1给出了一个总结性的分析结果。

表2-1　4篇代表性著作的实证分析结果总结

解释变量	Neto et al.(2007)①	Abadie & Gay(2006)②	Healy(2005)③	Gimbel et al.(2003)④
推定同意立法（或实践）	$p \leqslant 0.05$	$p \leqslant 0.05$	不显著	$p \leqslant 0.05$

① 该文数据为34个经合组织和非经合组织国家，计量方法为面板数据及纵向数据分位数回归。

② 该文数据为22个西方基督教国家，计量方法为面板数据混合效应回归。

③ 该文数据为17个经合组织国家，计量方法为时间序列数据线性混合效应回归。

④ 该文数据为28个欧洲国家，计量方法为线性普通最小二乘回归。

续　表

解释变量	Neto et al.(2007)	Abadie & Gay(2006)	Healy(2005)	Gimbel et al.(2003)
脑血管疾病死亡率	$p \leqslant 0.05$	$p \leqslant 0.05$	不显著	—
道路交通事故死亡率	$p \leqslant 0.05$	$p \leqslant 0.05$	$p \leqslant 0.05$	—
国内生产总值	$p \leqslant 0.05$	$p \leqslant 0.05$	不显著	—
医疗保健支出	$p \leqslant 0.05$	不显著	不显著	—
移植能力	—	—	—	$p \leqslant 0.05$
教育	—	—	—	$p \leqslant 0.05$
立法体系	$p \leqslant 0.05$	$p \leqslant 0.05$	—	—
献血率	—	不显著	—	—
互联网接入的人口比例	$p \leqslant 0.05$	—	—	—

器官捐献率在一定程度上取决于潜在的可获得捐助者。道路交通事故死亡率与捐献率呈显著相关(Neto et al.,2007;Abadie & Gay,2006),甚至在希利(Healy,2005)一文中,它是与捐献率显著相关的唯一因素。脑血管疾病死亡率也与捐献率呈正相关。这是因为大多数已故捐献者都是因遭受不可逆转的脑损伤而脑部死亡,最常见的死亡原因就是交通事故和脑血管疾病。

一个国家的移植协调的程度和效率,也会影响器官捐献率。从金贝尔等人(Gimbel et al.,2003)的分析中可知,移植能力(定义为每万人口数移植中心的数量)与较高的捐献率呈正相关,在统计模型中它的预测力大于推定同意、宗教与教育,是具有最强预测力的一个因素。

器官捐献率还受到医疗保健支出的影响。考虑到高度共线性问题，阿巴迪等人（Abadie & Gay，2006）和尼托等人（Neto et al.，2007）将人均国内生产总值和人均卫生支出各自独立引入模型，而希利（Healy，2005）用公共卫生支出占国内生产总值之比代替了人均卫生支出。在尼托等人（Neto et al.，2007）的模型中，人均国内生产总值和人均卫生支出的影响强于假定同意，是捐献率最强的预测因子。在阿巴迪等人（Abadie & Gay，2006）的模型中，人均国内生产总值与捐献率显著相关。希利（Healy，2005）则发现人均国内生产总值与捐献率正相关，但不清楚是否达到了统计学意义。

立法体系对捐献率也会产生影响。在尼托等人（Neto et al.，2007）和阿巴迪等人（Abadie & Gay，2006）的研究中，他们都认为在不同的立法体系（普通法和民法）下，其捐献率可能会不同。普通法法律制度下强调的是个人权利，而民法更注重国家权力。在他们的研究中都发现普通法与捐赠率的提高呈显著相关。

捐献率还受到其他因素的影响。在阿巴迪等人（Abadie & Gay，2006）的研究中，献血率作为公众对器官捐献的社会偏好的一个指标，被纳入研究，其与器官捐献率呈积极的但非显著的关系。尼托等人（Neto et al.，2007）则将互联网接入作为信息获得的代理变量纳入研究。在分位数回归模型中，互联网接入的人口比例与一些地区的器官捐献率显著相关，这意味着获取捐献的相关信息越方便，捐献率越高。金贝尔等人（Gimbel et al.，2003）为了评估社会人口对捐赠率的影响，引入了高等教育人口百分比变量，发现其与捐献率有显著的正相关。

上述研究考虑的是国家一级层面的指标。如果我们将研究的视点放在对个人层面的调查上，器官捐献率的影响因素可能会有所不同，如家庭有没有讨论过捐献等。那些曾经对器官捐献话题进行过讨论，或者曾经与器官获取组织联系过的家庭，更有可能同意捐献器官（Siminoff et al.，2001）。一个对于土耳其1990年及12年以后公众对器官捐献的态度和变化的调查分析也显示，器官捐献还与受教育程度、年龄、性别有关（Bilgel et al.，2004）。甚至于媒体报道的不同都会影响到器官的捐献意愿。英巴尔·哈雷尔（Inbal Harel）等人通过4个实验发现，当媒体在报道器官捐献时，如果更多地报道接受器官捐献者的详细信息，会激发人们拯救生命的联想，从而提高器官捐献意愿；反之，如果媒体更多地报道已经死亡的捐献器官者的详细信息，会使人们更多地关注死亡，从而联想到自己的死亡，增加器官捐献的心理成本，从而降低器官捐献的意愿（Harel et al.，2017）。

2.2.2 器官捐献助推机制研究

2.2.2.1 财政助推

面对供体器官供给的巨大不足，虽然很少有人反对旨在提高器官捐献率的举措，但在理论界、政策制定方及公众之间对一国是否应该以财政助推激励器官捐献一直存在争论。

支持者认为，财政助推激励将有助于提高器官捐献率。虽然捐献者的动机往往是无私捐献，但也乐意接受相关费用的补偿（Sharp & Randhawa，2014），因此建议通过报销丧葬费、所得税抵免来提高尸体器官捐献率；通过支付工资损失、保证医疗保险和收入税收抵免来提高活体器官捐献率；但不赞成直接将现金支付给捐献者或捐献者近亲

(Rodrigue et al.,2009;Gill et al.,2014)。美国移植外科学会伦理委员会也深入探讨了器官捐献经济上的4种助推激励:直接货币支付、收入税收抵免、丧葬费的报销、慈善捐款。该委员会认为,直接货币支付违反了现行的联邦法律和伦理原则,而丧葬费的报销、慈善捐赠与道德原则一致,是一种可接受的方法。该委员会还进一步提出,如果慈善捐赠的规模太大,可能会成为一种过度的诱惑,从而改变自愿捐献原则,导致器官商品化(Arnold et al.,2002)。在助推激励对象上,年轻的成年人、受教育程度较低和不工作的人更有可能受到财政助推激励的影响(Sehgal et al.,1997)。实践中,一项由移动捐助行动小组(the Mobile Donor Action Team,MDAT)设立在利雅得、沙特的财政助推激励采购系统(Incentive-based Procurement System,IBPS)也证实了财政助推激励有助于提高器官捐献率,该项财政助推激励采购系统使得该地区的捐献率得到了3倍的增长。因而,现实中有不少国家采取了相应的助推激励措施,如新加坡《人体器官移植法令》于2004年规定允许向器官捐献者提供经济补偿;美国很多州已经通过对活体和尸体器官、骨髓捐献者提供税收优惠的立法;中国也在考虑实施报销丧葬费等措施,对捐献者进行补偿。

反对者认为,财政助推激励实施的具体效果值得商榷。有研究通过在奥地利的城市和农村地区随机发放调查问卷并收集数据,测试不同形式和数额的财政助推激励是否容易提高器官捐献率,结果发现,财政助推激励会导致器官捐献减少和引起参与者强烈的排斥与负面反应(Mayrhofer-Reinhartshuber & Benetka,2006)。美国15个州曾于2004—2008年间,通过税收减免和一次税收抵免支付潜在的医疗、住宿和工资损失费用来提高活体器官捐献率。为了确定这些政策对活体捐献率的影响，阿森达尔·文卡塔拉马尼（Atheendar Venkataramani）等人使用双重差分，将那些已经通过立法的州在立法前后活体捐献率的变化和那些没有通过立法的州进行比较，发现统计学上这些税收政策对捐献率并没有显著影响（Venkataramani，2012）。其他学者如艾莉森·惠灵顿（Alison Wellington）、爱德华·赛尔（Edward Sayre）等人也支持了这一观点（Wellington & Sayre，2011；Lacetera et al.，2014），甚至发现为增加尸体器官捐献数量或扩大器官捐献登记者范围而提出的各种财政助推激励措施反而导致器官供应的下降（Byrne & Thompson，2001）。一项针对马来西亚 1310 名受访者样本的关于巨额财政助推激励能否提升活体肾脏捐献效果的研究反映，50%的受访者愿意捐献器官的原因是“我想要在人生做一些高尚的事”，27.9%的受访者捐献自己的器官后愿意有适当的财政奖励，只有 6.2%的受访者为了金钱而捐献，这表明财政奖励不是刺激个体做出捐献决定的主要原因（Tumin et al.，2014）。

2.2.2.2 改变默认规则

在部分国家，如美国、德国、土耳其、荷兰、以色列、韩国、日本等，器官捐献方面采取的是选择加入（Opt-in）登记制度。在这种制度下，个体被预设为不同意捐献器官，即知情同意原则。与之相反的是另外一部分国家，如法国、西班牙、新加坡等，采用的是默认规则，事先推定个体同意器官捐献，但允许人们选择退出（Opt-out）器官捐献，即推定同意原则。亨德里克·范·德伦（Hendrik Van Dalen）和海伦·亨肯斯

(Kène Henkens)进行了一项全国性调查,通过对荷兰 2069 名受访者的采访来研究不同的默认规则如何影响捐献者的决定。调查发现在 3 个默认的器官捐献系统"授权选择、默认同意和明确同意"中,相较于明确同意,授权选择和默认同意更能助推激励人们注册为捐献者(Van Dalen & Henkens,2014)。无论是对一个国家采用默认同意立法前后的比较,还是是否采取默认同意立法国别之间的比较,都发现默认规则推定同意促进了器官捐献率的提高(Rithalia et al.,2009)。从我们前面对器官捐献率的影响因素分析中也可知,多数研究认为推定同意默认规则最为有效。

但是,有学者对此提出了异议。芭芭拉·皮尔斯乔内克(Barbara Pierscionek)是持反对意见者中较具代表性的一个,他认为这种默认规则侵犯了当事人的选择权(Pierscionek,2008)。在退出框架下,默认为同意器官捐献,这未能反映捐献者积极的捐献决定,很难作为显示捐献者明确捐献意图的证据。在推定不同意的加入框架下,由于计算机系统为器官捐献注册提供了快速的注册核准,同时在线提供了快速修改捐献者意愿的途径,确保最后显示的捐献注册状态是个体深思熟虑后的结果,因此,医生无须经过其家属同意就可以直接合法地摘取捐献者死后相关器官(Glazier,2011)。反之,在退出的默认同意政策下,当器官需要移植时,重新获得家属的同意就变得很有必要。菲拉特·比尔格尔(Firat Bilgel)利用 24 个国家 14 年的卫生支出、脑血管疾病的病死率、机动车事故和凶杀案相关数据调查分析默认同意对尸体捐献率的影响,发现在默认同意的国家中也只有不需要例行征求家属同意和保全联合注册表的情况下才会有更高的捐献率;否则,默认同意对尸体器官捐献率并没有很大的影响(Bilgel,2012)。

因此,一些国家的做法是继续原来的推定不同意,而非转向默认规则下的推定同意,只不过在器官捐献注册登记的问题上从加入框架转变为授权选择框架。加入框架是指个体被预设为不同意捐献器官,而授权选择则改变了个体注册为捐献者的方式。在加入框架下,个体通常在机动车管理部门被要求注册器官捐献登记。如果打钩则意味着同意捐献,如果空白则意味着拒绝捐献。在授权选择框架下,器官捐献需求被设计成回答"是"或者"否"的问题。如果回答"是"则意味着同意捐献,如果回答"否"则意味着拒绝捐献(Thaler & Sunstein,2011)。这一政策的转变,不仅在英国,而且在美国的部分州也发生了,比如伊利诺伊州、加利福尼亚州和纽约州。

授权选择框架下的器官捐献率是否高于加入框架下的器官捐献率?尽管有证据表明,就像退出政策一样,授权选择政策能够提高器官捐献的注册登记率,但相关的担忧也伴随而来。一项来自美国马萨诸塞州的组织和器官捐献登记处的实际器官捐献者决定的试验性研究表明,授权选择框架并没有如人们所期望的那样促进捐献量的增长(Kessler & Roth,2014a)。而且,授权选择对于器官捐献会产生一个负效应——注册者并非移植器官来源的唯一渠道,未注册者在死后,其器官也可能被其尚健在的亲戚捐献。在一个假定的实验室实验中,贾德·凯斯勒(Judd Kessler)和阿尔文·罗斯(Alvin Roth)要求被试报告他们是否决定捐献家人过世后的器官(Kessler & Roth, 2014a)。在加入框架下,个体无法选择复选框来拒绝捐献,在授权选择框架下个体则可以明确选择"不"。这个"不",其实仅仅表明在那个时点个体拒绝注册为捐献者，但恰恰是这个缺乏更多信息的拒绝决定会告知家属关于死者本人的意愿。凯斯勒和罗斯的实验表明，相比加入框架，授权框架下被试更可能不同意未登记的已故家人的器官捐献。这一点恰恰是至关重要的。因为马萨诸塞州的历史数据表明，超过一半的未登记器官捐献者死后器官的捐献，是由其家人同意后再捐献的（Kessler & Roth，2014b）。由此可见，潜在捐献者家属同意率的提高会促进器官捐献率的提高。劳拉·西米诺夫（Laura Siminoff）等人曾对器官移植捐献中家属同意的影响因素进行分析，相关变量多元分析显示，家庭和患者的社会人口学特征（如种族、病人的年龄和死亡原因）及患者的先验愿望，与捐献的自愿性显著相关。家庭讨论的话题中如果有更多关于器官捐献的话题，那么家属将更倾向于同意捐献（Siminoff et al.，2001）。同样，家庭成员如果与人体器官获取组织职员经常联系，那么家属更有可能同意捐献。因此，为提高尸体器官捐献率，美国卫生与公众服务部规定，所有医院必须向人体器官获取组织报告每个病人的死亡，这样器官摘取组织就有机会联系到死亡者的家属，征询其是否愿意将死者的器官捐献。

2.2.2.3 采取优先权分配机制

如何分配捐献器官是一个复杂的问题。因为它不仅影响着谁可以获得下一个可用的器官，还通过影响潜在捐献者的决定来影响可获得的器官数量。为助推人们提高器官捐献率，新加坡和以色列引入新的分配机制——优先权分配机制，即对于事先已登记为器官捐献者的个体，当他们本身也需要器官移植时，给予他们在器官移植等候中的优先获取权。该措施能否产生切实的效果还需要今后经验数据的实证分析。在现有的研究调查中,凯斯勒和罗斯通过实验室实验方法研究了优先权分配机制是否可以增加捐献登记量,以及这个机制能否产生相应的效应(Kessler & Roth,2012)。他们模拟器官捐献者的注册登记决定,设计了相应的实验。每位实验参加者即被试,初始拥有 1 个 A 单位和 2 个 B 单位,这里的 A 单位可以理解为大脑,B 单位可以理解为肾脏,以此来衡量现实中捐献者的器官。被试是否愿意捐献 B 给实验中的其他参加者,以此来衡量现实中的器官捐献。如果愿意捐献,参加者需支付一定的货币成本,以此来衡量器官捐献者注册登记时的心理成本。接受 B 单位的实验参加者则可以获取一定的货币收入,以此来衡量接受捐献器官而获得的效用。实验中,一组被试捐献出的 B 是按照先来先得的原则进行分配的,相当于美国当前的器官分配机制;另一组被试采用优先分配机制,即最初选择愿意捐献 B 的那部分人当自己也需要 B 的时候优先享有获取权。将这两组情况进行对比,凯斯勒和罗斯发现优先分配机制下的器官捐献量有显著的增加。另外,对照组揭示了促使捐献量上升的主要原因在于优先分配的货币助推激励效应。给捐献者相当于拥有优先分配权预期价值的一定量的货币回扣,或者降低捐献者相当于拥有优先分配权预期价值的相应的捐献成本,同样能促使器官捐献量的增加。此外,凯斯勒和罗斯还通过类似的实验,试验了 3 种规则:一是优先分配机制;二是降低捐献成本,通过给予被试一个折扣优惠,直接减少被试的捐献成本;三是退款补贴,在实验结束后提供给被试一个报酬助推激励,这个助推激励大小等于优先规则带来的对捐献登记率的助推激励。实验结果显示,优先分配机制显著提高了器官捐献登记率。在实验的开始阶段，优先分配机制的效果比降低捐献成本和退款补贴的效果要好得多。但是当被试熟悉实验规则后，优先分配机制对于提高器官捐献登记率的效果与降低捐献成本和退款补贴的效果就一样了。

李丹阳等人通过实验室实验评价了不同公共政策带来的不同效应(Li et al.,2013)。实验按照目前各个国家实施的不同捐献登记制度和器官分配系统进行设计。在实验中，器官捐献分为2种情况：一种是实验参加者被要求做出决定，是否想要登记为器官捐献者，即个体符合推定不同意原则；另一种是实验参加者被要求做出决定，是否想要退出器官捐献，即个体符合推定同意原则。此外，捐献出来的器官分配，在实验中也分为2种情况：一种是采用先到先得的分配原则，另一种是采用优先权的分配原则。把器官捐献的2种情况与器官分配的2种情况两两组合，形成4个组合。在对照基准组中，实验参加者被要求做出决定，是否登记为器官捐献者，即推定不同意原则，加上先到先得的分配原则，相当于目前美国采用的情况。在比较组1中，实验参加者被要求做出决定，是否想要退出器官捐献，即个体符合推定同意原则，加上先到先得的分配原则，相当于目前西班牙和奥地利实施的具体情况。在比较组2中，实验参加者被要求做出决定，是否登记为器官捐献者，即推定不同意原则，加上优先权的分配原则，相当于目前以色列的实施情况。在比较组3中，实验参加者被要求做出决定，是否想要退出器官捐献，即个体符合推定同意原则，加上优先权的分配原则，相当于目前新加坡实施的具体情况。研究结果显示，推定同意加优先分配制度能够达成最高的器官捐献登记率。这个结论与凯斯勒和罗斯(Kessler &

Roth,2012)的发现是一致的,即优先分配机制有助于形成较高的捐献登记率。除此之外,李丹阳等人(Li et al.,2013)还补充了凯斯勒和罗斯的发现,在他们的研究基础上进行扩展,围绕退出框架推定同意原则进行了讨论。研究发现,相较于改变默认规则,从推定不同意进入框架到推定同意的退出框架,优先分配制能产生更大的边际收益。进一步说,结合一个退出和优先权分配机制的政策在器官捐献率上会产生最大的收益,这得益于每个公共政策产生的单一效应显著不同。李丹阳等人还用证据表明,当实验中采用"器官"术语时,会比使用中性语境框架下的抽象术语有更高的捐献者登记率。

雅各布·拉维(Jacob Lavee)等人用以色列国家 2011 年的数据初步检验说明了该国 2008 年新《器官移植法》的实施带来的器官捐献率的明显提高(Lavee et al.,2013)。2008 年,以色列有关器官移植的 2 部新的法律相继出台,法律中确定了脑死亡,禁止报销涉及器官买卖的移植旅游,在器官分配上优先资助给登记捐献的候选人,同时通过提供适度的保险报销和社会支援服务为活体捐献消除不利因素。这 2 部法律的初步影响已经在 2011 年得到了印证。与前几年相比,以色列 2011 年的尸体器官捐献率显著提高,每百万人口捐献率从 7.8 上升至 11.4。此外,肾移植的活供体数目也显著增加,与此同时,在国外进行肾移植的数量显著减少(从 2006 年的 155 减少到 2011 年的 35)。新法律的实施显著提高了尸体和活体器官捐献率,也大幅减少了移植旅游。

凯斯勒和罗斯随后提出,优先分配机制能如此显著地提高捐献量有一个前提假设,那就是优先分配机制能被有效执行(Kessler & Roth,2014c)。也就是说,人们为了获得优先分配权而注册登记为捐献者，当到了需要捐献的时候确实同意并捐献自己的器官。但在现实中，以色列在执行优先分配机制时并不一定能满足上述这个假定。当人们注册登记器官捐献卡时，卡上还存在一个选择框，如果打钩则意味着捐献者死后，还需要捐献者家属或者牧师对其器官捐献进行许可同意，就是这个复选框造成了优先分配机制实施中的一个漏洞。当个体需要器官移植时，为了在移植器官等候中获得优先分配从而签署了器官捐献卡，但他可以同时选择这个复选框，希望在自己死后要进行器官捐献前，家人或者牧师能够婉拒自己的捐献意愿。因此，这个漏洞的存在本质上允许那部分事实上根本不会捐献的个体优先获取了器官的分配。鉴于此，凯斯勒和罗斯通过实验室实验研究了有漏洞存在时优先分配机制在促进捐献量上是否具有同样的效果。他们共设计了 3 个小组：一是无优先分配制度的器官捐献控制组，二是采用优先分配制度但无漏洞存在组，三是采用优先分配制度但存在漏洞组。他们将这 3 个小组分别置于信息封闭和信息公开的情况下调查其对器官捐献率的影响。实验结果表明，当注册登记自动导致捐献时，优先分配机制在促进注册登记数量上升的同时促进了器官实际捐献量的增长。当实验在优先分配机制中引入漏洞，允许实验中的被试为了优先分配权去注册登记，但无须支付捐献的成本也不用进行捐献时，漏洞完全消除了优先分配带来的助推激励效应。而且他们发现，漏洞的存在带来了另外的损害。当提供给被试相应的信息，如捐献成本的分布情况、之前轮数实验中利用漏洞的人数等，此时的捐献率甚至低于没有引入优先分配规则时的捐献率。

2.3 研究述评

近几年来,我国学者围绕如何提高器官捐献率、完善捐献体系进行了较为深入的研究,但已有的研究内容主要集中在我国器官捐献现存问题、公民器官捐献意愿分析、器官捐献立法、伦理思考及国外经验借鉴方面。

一方面,从总体上分析我国当前器官捐献存在的困境,即相关政策法规滞后、缺乏完善的器官捐献组织机构、政府部门和相关机构公信力丧失(余浩杰、胡文魁,2012)、器官捐献宣传教育力度缺乏(陈颖,2015)等,并通过问卷调查对我国公民器官捐献意愿及影响因素进行初步统计分析,认为影响中国公民器官捐献意愿的因素主要包括对器官移植和器官捐献的认知程度(王芬,2013)、传统文化伦理道德(杨颖、黄海、邱鸿钟,2014)、相关法律法规的制定(付成琴等,2016)、捐献体制如器官是否被公平地分配与合理地利用(尹志科、严谨,2013),以及家属意愿(臧英、李志强、臧运金,2016)等,进而提出扩大捐献宣传(余浩杰,2012)、加快器官捐献立法、简化器官捐献流程、坚持"三公三合"原则以增强系统透明度等对策(韦林山、黄海、霍枫,2013),并开展器官捐献国民教育,对捐献者进行物质奖励、政策奖励、精神奖励等,建立起器官捐献助推机制(胡冬梅、悦姣星、黄海,2014)。

另一方面,从专题上切入分析,针对我国器官捐献、移植立法进展缓慢的问题,部分学者从法学角度出发,分析国外器官捐献移植的相关立法内容，为制定完善我国器官移植法律制度提供参考（凌卓等，2015），要求确立统一立法模式、确定“脑死亡”判定标准，制定一部完备的人体器官移植法律，使得器官移植工作在法制的轨道上健康运行（杨立琼，2011），或者单独针对某个国家或地区的器官移植法律对于我国的借鉴意义，如西班牙（邓可刚等，2001）、韩国（莫洪宪、李颖峰，2010）、德国（李宁艳，2014），以及美国、英国、日本、新加坡4个国家的比较（黄焱、董圆圆，2011）等。针对我国器官捐献中面临的伦理问题，有学者提出公民逝世后器官捐献与获取应坚持自主自愿、知情同意、尊重生命、无偿捐献合理补偿、公平公开公正的基本伦理原则（余燕华、黄海、王蜀燕，2012），探讨了伦理学视角下禁止人体器官买卖尤其是活体器官买卖的依据（杨转珍，2014），以及供体的利益如何保障、受体的利益如何完全实现、医务人员的道德自律谁来监管等器官捐献移植中的相关伦理问题（李雪霜，2010）。也有学者利用器官捐献中的默认选项、选项架构等心理学效应，从心理学角度分析了提高总体器官捐献率和捐献器官数量的可能方法（黄元娜等，2018）。还有不少学者通过借鉴国外如西班牙（张玮晔，2015）、美国（侯峰忠，2011；温怀玺，2014）、法国（王海燕、Beatrice、陈忠华，2012）、澳大利亚（牟凌骏、郑铭豪，2010）、伊朗（李锦辉，2011）等国的器官捐献体系和移植管理经验来探索我国的器官捐献模式。

尽管国内学者围绕我国器官捐献展开了较为丰富的研究，但基本上是从法学、伦理学、社会学等角度进行切入的，很少有经济学角度的研究。在方法论上多为定性分析及简单的问卷调查，尚缺乏定量的深入分析。因此，从经济学角度来研究如何提高器官捐献、缓解供体不足问题具有重大的理论意义和切实的现实意义。

目前，国外对于器官捐献方面的理论研究已相对深入，在具体实践方面也积累了成熟经验。从我们上面的梳理和归纳中可以看到，关于财政助推，支持者建议通过报销丧葬费、所得税抵免来提高尸体器官捐献率，反对者却发现财政助推会导致器官捐献数量减少，引起参与者强烈的排斥和负面反应，甚至导致器官供应数量下降。关于改变默认规则，有学者发现推定同意默认规则促进了器官捐献率的上升，但也有学者对此提出异议，认为这种默认规则侵犯了当事人的选择权，并发现在默认同意的国家中也只有无须例行征求家属同意和保全联合注册表的情况下才会有更高的捐献率，否则，默认同意对器官捐献率并没有很大的影响。关于优先权分配机制，该机制能如此显著地提高捐献量存在一个前提假设，即优先分配机制能被有效执行。一旦如以色列在执行优先分配机制时存在漏洞，就会出现捐献率甚至低于没有引入优先分配规则时的状况。由此可见，学术界对器官捐献各种助推机制能否产生具体激励效应尚未有一个统一的结论。同样的助推机制在不同的国家可能会产生不同的效果，要促进一国器官捐献率的提高，还要结合该国的具体国情。也就是说，我们国家在考虑建立器官捐献的助推机制时，首先要对各种助推机制能否切实提高我国器官捐献率的实际效应进行预测实证分析，而不能简单地照搬照抄直接套用。因此，关于我国器官捐献的研究，一个可行且合理的思路是参照国外成熟的研究范式，结合我国的现实问题，利用前沿工具，通过实验室实验来检验在中国情境下各种助推机制的适用性，制定出符合中国国情、伦理、文化的助推及匹配制度。这也将为我国器官捐献助推政策的制定和实施提供启示，从而缓解我国移植器官的巨大供需矛盾，切实提高人们的福利。

3 器官捐献行为的模型解释和影响因素分析

3.1 个体器官捐献行为的模型解释

传统经济学把时间偏好用贴现率来表示。保罗·萨缪尔森(Paul Samuelson)假定人们的时间偏好是一致的,提出了指数贴现模型(Samuelson,1937)。假设 $U(x)$ 表示即期效用,在时间 t 上,贴现效用的函数形式为:

$$V(x,t) = U(x)e^{-\pi t}$$

$$\pi = \log_e^{1+\rho}$$

这里的 π,相当于指数贴现函数,如果用 Φ 来表示,则 $\Phi(t) = \left(\frac{1}{1+\rho}\right)^t$,德雷真·普瑞雷克(Drazen Prelec)提出用贴现函数的弹性,即 $-\frac{\Phi(t)'}{\Phi(t)}$ 来衡量对时间的偏好,而 $-\frac{\Phi(t)'}{\Phi(t)} =- \frac{\frac{\partial(1+\rho)^{-t}}{\partial t}}{1+\rho^{-t}} = \rho$,表示

人们对时间的偏好是具有一致性的(Prelec,1989)。

但是,随着行为经济学的不断发展,行为经济学家发现人们对时间的偏好是不一致的。乔治·罗文斯坦(George Loewenstein)和普瑞雷克提出了双曲线贴现函数,认为当 $\Phi(t)=(1+\alpha t)^{-\beta/\alpha}$,且 $\alpha>0,\beta>0$,则 $-\frac{\Phi(t)'}{\Phi(t)}=-\frac{\frac{\partial(1+\alpha t)^{-\frac{\beta}{\alpha}}}{\partial t}}{1+\alpha t^{-\frac{\beta}{\alpha}}}=\frac{\beta}{1+\alpha t}$,这里的 α 和 β 是给定的参数,贴现率 $\frac{\beta}{1+\alpha t}$ 随着 t 的增大而减小,说明人们对时间的偏好是不一致的(Loewenstein & Prelec,1992)。后来,大卫·莱布森(David Laibson)提出了简化的改进模型,即准双曲线贴现模型(Laibson,1996):

$$U(t,s)=U_t+\beta\sum_{s=t+1}^{\infty}\delta^{s-t}U_s$$

这里的 U_s 表示即期效用,β 和 δ 介于 0 和 1 之间,β 为短期贴现因子,δ 为长期贴现因子,总的贴现因子结构为$\{1,\beta\delta,\beta\delta^2,\beta\delta^3\cdots\beta\delta^n\}$。对个体而言,当期和下一期之间的贴现因子是 $\beta\delta$,之后连续期之间如 t 期和 $t+1$ 期的贴现因子是 δ,由于 $0<\beta<1$,所以当期和下一期之间的贴现因子 $\beta\delta$ 要小于之后连续期之间的贴现因子 δ。叶德珠(2010)提出,这里的 β 是用来刻画个体跨期决策时存在的短视认知偏差。短视认知偏差是指行为主体倾向于过分看重短期的收益与成本对比,而较少考虑长期后果,从而形成短期贴现率高、长期贴现率低的不规则的时间偏好结构特征。当 $\beta=1$ 时,表明个体决策没有认知偏差,这也就是萨缪尔森提出的指数贴现模型(Samuelson,1937)。当 $\beta<1$ 时,则表明行为主体存在短视认知偏差。β 值越小,说明个体决策时短视程度越高。通过对 β 的不同赋值,叶德珠用

上述行为经济学的准双曲线贴现函数模型解释了器官捐献拖延之谜，认为短视认知偏差因子 β 的存在正是居民长期理性计划和其短期行为偏差出现矛盾的根本原因所在，从而提出将默认规则由推定不同意改为推定同意，来抑制导致器官捐献出现拖延的因素，以此推动器官捐献的增加。在此基础上，本书对其模型进行了扩展，通过简单的成本收益分析，来刻画个体的器官捐献行为。

假设一个经济体采用知情同意，即推定人们不愿意捐献的默认规则。个体分为 3 期，即 0 期、1 期和 2 期，分别对应器官捐献考虑期、器官捐献决策登记期和死亡期。人们在 0 期会考虑是否要在 1 期进行器官捐献注册登记，在 1 期正式决定是否进行器官捐献决策登记，在 2 期死亡。在 1 期，如果进行器官捐献登记注册，则会产生成本 C_1 和 C_2。C_1 对应个体注册为器官捐献者时产生的覆盖默认选择的成本，比如说填表等登记成本。C_2 对应个体在决定是否注册时面临的心理成本，比如要联想到自己死亡后的情况等。如果个体在 1 期选择注册为器官捐献者，那么当他或者她在 2 期死亡时就捐献出自己的器官。此时会给他人带来好处。所以对于个体而言，注册为器官捐献者的收益主要来自 2 期的利他所带来的心理满足，也就是所谓的“温情”(Warm Glow)，我们用 R 来衡量。

在 0 期，人们会考虑是否要在 1 期进行器官捐献注册登记。只要预期收益的现值大于预期成本的现值，个体就乐意决定在 1 期进行器官捐献注册登记。此时，按照莱布森提出的准双曲线模型，个体在 0 期面临的贴现因子是 $\{1,\beta\delta,\beta\delta^2\}$，由此可知，在 1 期和 0 期之间个体用短期贴现因子 $\beta\delta$，而在 2 期和 1 期之间用的是长期贴现因子 δ(Laibson,

1996)。根据收益大于成本的原则,在 0 期,个体考虑要在 1 期进行器官捐献注册登记则要满足:

$$\beta\delta^2 R-\beta\delta C_1-\beta\delta C_2>0$$

即当 $R>\dfrac{C_1+C_2}{\delta}$ 时,个体就会考虑在 1 期进行器官捐献注册登记。

到了 1 期,尽管成本 C_1 、C_2 及收益 R 没有改变,但是由于短视认知偏差,此时个体的贴现因子面临的不再是 0 期的 $\{1,\beta\delta,\beta\delta^2\}$,而变成了 $\{1,\beta\delta\}$。由此,在 1 期,在个体要决策是否进行器官捐献时,其注册登记时面临的收益及成本由于贴现因子的改变也发生了改变。在 1 期,个体要决策进行器官捐献登记,则要满足:

$$\beta\delta R-C_1-C_2>O$$

即当 $R>\dfrac{C_1+C_2}{\beta\delta}$ 时,个体才会决定进行器官捐献登记。由于代表短视认知偏差的 β 是小于 1 的值,所以 $\dfrac{C_1+C_2}{\delta}<\dfrac{C_1+C_2}{\beta\delta}$。也就是说,时期 1 的条件比时期 0 的条件更难以满足。由此就导致了在 0 期,当 $R>\dfrac{C_1+C_2}{\delta}$ 时,个体就会考虑在 1 期进行器官捐献注册登记,但是真正到了 1 期,由于要满足 $R>\dfrac{C_1+C_2}{\beta\delta}$,个体才会决定进行器官捐献登记,所以当 $\dfrac{C_1+C_2}{\delta}<R<\dfrac{C_1+C_2}{\beta\delta}$ 时,这一部分人在 0 期考虑准备在 1 期注册登记,但到了 1 期,尽管对应的成本收益没有改变,却由于短视认知偏差的存在而不愿意登记了,这导致注册为捐献者的人数减少,器官捐献登记率比原本计划的要低。

现在我们从知情同意假设转向推定同意假设。假设一个经济体采用推定同意，即采用默认人们愿意捐献的默认规则。同样个体分为3期，即0期、1期和2期，分别对应是否要改变默认状态的考虑期、改变默认状态的决策期和死亡期。人们在0期会考虑是否要在1期改变默认状态，从默认的捐献者变为器官非捐献者。在1期，人们正式决定是否要提出申请，表明不愿意捐献，不愿意成为默认的捐献者。而在2期人们死亡。在1期，如果要改变默认状态，则必须提出申请，由此会产生成本 C_3，其衡量标准为个体申请为器官非捐献者所对应的覆盖默认选择的成本，比如填表等申请成本。同时，如果个体在考虑改变默认状态，从默认同意捐献到不同意捐献，因无须考虑自己死亡后的捐献情况，也就无须联想到自己死亡后的情况，所以我们假定会给个体带来一个小小的收益，记为 r。

在0期，如果满足 $\beta\delta^2 r-\beta\delta C_3>0$，即 $r>\frac{C_3}{\delta}$，个体决定在1期要提出申请，改变默认状态，不愿意捐献器官，成为非捐献者。到了1期，如果满足 $\beta\delta r-C_3>0$，即 $r>\frac{C_3}{\beta\delta}$，个体则决定提出申请，改变默认状态，不愿意成为器官捐献者。由于 $\beta<1$，所以 $\frac{C_3}{\beta\delta}>\frac{C_3}{\delta}$，显然1期 $r>\frac{C_3}{\beta\delta}$ 这个条件要比0期 $r>\frac{C_3}{\delta}$ 更难以满足，于是到了1期，这部分原本在0期考虑要在1期申请改变默认状态成为器官非捐献者的人，尽管外部条件没有任何改变，但由于贴现因子的改变，而没有去申请改变默认状态。这样和知情同意下的情况正好反过来，使得申请改变默认规则成为器官非捐献者的人数比原本计划的要少,从而提高了器官捐献率。

因此,正如叶德珠(2010)一文中所得出的结论。对于政府来说,要提高器官捐献率,从模型分析来看,一是要提高收益 R。在这里,R 主要代表利他带来的收益,政府一方面可以通过教育、宣传来提高利他收益,另外一方面可以通过补贴,比如丧葬费的补贴、医疗费的减免等,来提高捐献收益。二是要降低捐献成本 C_1 和 C_2,主要是降低 C_1。比如目前各国都采取网上注册,方便迅捷,直接降低了 C_1。此外,还可以采取像献血补助一样的实物补贴措施等。三是对短视认知偏差 β 的调控。通过改变默认规则,如从知情同意转向推定同意,来反向助推器官捐献。叶德珠(2010)也提出,一旦默认规则由推定不同意改变为推定同意,那些原本导致器官捐献拖延的因素,会反过来变成助推器官捐献的促进动力。在推定同意下,个体即便想提出申请不愿意捐献,也可能会因为填报反对声明行为而拖延,从而提高器官捐献率。

3.2 器官捐献率的影响因素分析——基于跨国面板数据的计量分析

随着器官移植技术的逐渐成熟,器官衰竭患者的治愈率也越来越高。制约当前各国器官移植发展的瓶颈不再是医学技术,而是器官来源的短缺。根据美国器官供应移植网络的数据,美国每年有超过 12 万人在等待器官的移植,但其中超 1 万人来不及等到移植就过世了。日益增长的器官捐献人数还是跟不上器官移植需求人数的增长。

器官捐献，立法先行。为提高器官捐献率、规范器官移植的发展，各国纷纷出台了器官捐献、器官移植方面相应的法律、制度。比如，美国1968年的《联邦遗体捐献法》、1984年的《美国器官移植法案》，以及1987年的《人体器官捐献法》；法国1976年的《推定同意法》、2004年的《生命伦理法》（修订）；西班牙1979年的第30号法令、1999年的皇家法令2070号；新加坡1987年的《人体器官移植法令》、2004年的《人体器官移植法令》（修订）；印度1994年的《器官移植法》；日本1997年的《日本器官移植法》、2010年的《器官移植法应用指南》（修订）；德国1997年的《器官组织捐献、摘取与移植法》（后于2007年修订）；韩国2000年的《器官移植法》；伊朗2000年的《器官移植法》；英国2006年的《人体组织法》；以色列2010年的《器官移植法》；等等。

各国立法内容主要包括禁止器官买卖、死亡判定标准、捐献默认规制、器官分配原则、器官捐献经济补偿等多个方面，并不断进行修订和完善。比如，关于捐献默认规则，有知情同意和推定同意。正如我们在第2章改变默认规则综述里所提到的，在部分国家，如美国、德国、土耳其、荷兰、以色列、韩国、日本等国，器官捐献方面采取的是选择加入登记制度，在这种制度下个体被预设为不同意捐献器官，即所谓的知情同意。与之相反的是另外一部分国家，如奥地利、比利时、捷克、芬兰、法国、希腊、匈牙利、以色列、意大利、卢森堡、挪威、波兰、斯洛文尼亚、西班牙、瑞典、土耳其和新加坡等国，采用的是推定同意默认规则，即事先推定个体同意器官捐献，但允许人们选择退出器官捐献。为提高器官捐献率，以色列在知情同意框架下引入优先分配权。而新加坡和智利则在默认推定同意的基础上采取优先分配权，将默认同意与优先分配权结合起来共同提高一国器官捐献率。

与此同时，配合立法，各国还采取了相应的措施，如成立专门的捐献和移植负责机构、构建移植协调网络、建立器官分配与共享系统、开通在线器官捐献意愿登记系统、大力宣传教育等，建立起较为完善的器官捐献和移植体系。经过多年的努力，各国的器官捐献率得到了大幅度提高。图 3-1 是 2015 年世界部分国家的每百万人口尸体器官捐献率。在已有数据的 62 个国家中，我们选取了排在前十位、中间十位和最后十位的国家。

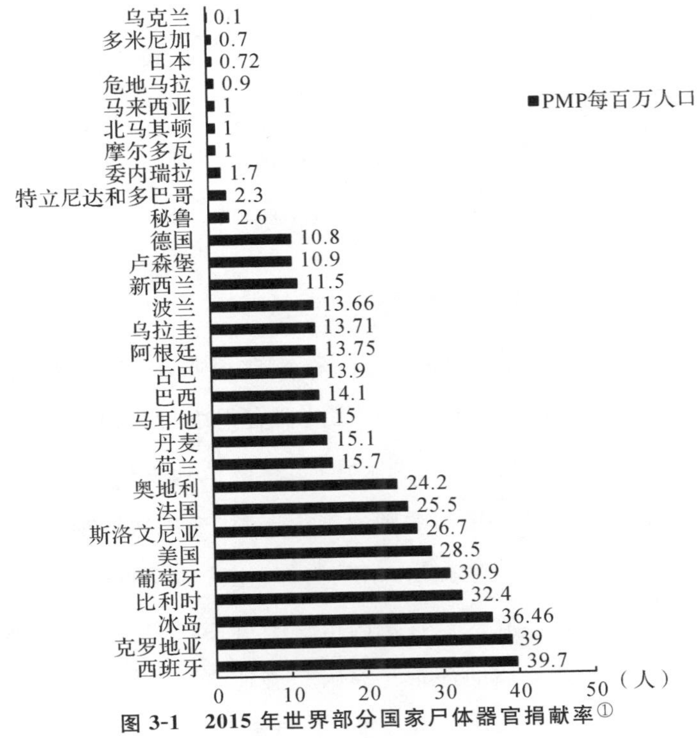

图 3-1　2015 年世界部分国家尸体器官捐献率[①]

① 数据来源：国际器官捐献移植登记网。

从图3-1的数据来看，前十位国家的尸体器官捐献率平均达到每百万人口29.91，中间十位国家的尸体器官捐献率平均达到每百万人口13.24，最后十位国家的尸体器官捐献率平均只有每百万人口1.2。从图3-1中可以看到，尸体器官捐献率最高的是西班牙，2015年每百万人口尸体器官捐献率达到39.7。其次是克罗地亚，每百万人口尸体器官捐献率是39。再次是冰岛36.46，比利时32.4，葡萄牙30.9，美国28.5，斯洛文尼亚26.7，法国25.5，奥地利24.2。最后三位是乌克兰、多米尼加和日本，2015年每百万人口尸体器官捐献率分别只有0.1、0.7和0.72，与第一、二名的西班牙和克罗地亚差距十分显著。

那么，一国器官捐献率主要受哪些因素影响呢？下面我们将利用跨国的面板数据，来分析各因素对器官捐献率的影响效应。

3.2.1 模型设计和变量说明

从个体器官捐献行为的模型分析来看，捐献收益、捐献成本和短视认知偏差β的调控都会影响一国公民的器官捐献行为，从而影响一国的器官捐献率水平。政府通过网上注册，可降低捐献成本。政府通过默认规则的改变，如从知情同意转向推定同意，来反向助推器官捐献。同时，一国的人均医疗卫生支出、宗教信仰、立法体系也会影响器官捐献率。此外，大多数已故捐献者是因遭受不可逆转的脑损伤而脑部死亡的病人，这些病人死亡的最常见原因是交通事故和脑血管疾病。因此，这两种原因的死亡率被认为是器官捐献率的重要决定因素。对此，在下面的计量回归模型中，我们放入了互联网接入率、默认规则变量、人均医疗卫生支出、宗教信仰、脑血管疾病死亡率和道路交通事故死亡率变量。模型设定为：

$$lnCdr_{it} = \beta_0 + \beta_1 Presumed_{it} + \beta_2 lnInternet_{it} + \beta_3 lnHealthexp_{it} + \beta_4 Catholic_{it} + \beta_5 lnDeath1_{it} + \beta_6 lnDeath2_{it} + \mu_i + _t + \varepsilon_{it}$$

因变量 Cdr_{it} 是各国每年每百万人口尸体器官捐献率，具体定义见表 3-1 的变量定义，回归中以对数形式进入模型。数据来源为国际器官捐献移植登记网。目前大多数国家每年每百万人口尸体器官捐献率数据已更新到 2015 年，但个别国家只有到 2013 年的数据。为保证数据的平衡，我们选取了 2004—2013 年 10 年的数据。在国家的选取上，我们遵循阿巴迪和盖伊（Abadie & Gay，2006）一文。为减少社会规范的异质性，阿巴迪和盖伊将样本限制在西方国家，一共包括澳大利亚、奥地利、比利时、加拿大、捷克、丹麦、芬兰、法国、德国、匈牙利、爱尔兰、意大利、荷兰、新西兰、挪威、波兰、葡萄牙、斯洛文尼亚、西班牙、瑞典、英国和美国 22 个国家。但我们在收集 2004—2013 年 10 年数据的过程中，发现加拿大、德国、荷兰、法国、意大利和新西兰的部分数据缺失，所以我们只能剔除这些国家。一共保留 16 个国家，分别为澳大利亚、奥地利、捷克、丹麦、芬兰、法国、匈牙利、爱尔兰、挪威、波兰、葡萄牙、斯洛文尼亚、西班牙、瑞典、英国、美国。

解释变量 $Presumed_{it}$ 表示 i 国在 t 年器官捐献默认规则上采取的是知情同意还是推定同意。0 和 1 是虚拟变量。如果采取推定同意，变量为 1；如果采取知情同意，变量为 0。其中奥地利、捷克、芬兰、法国、匈牙利、挪威、波兰、葡萄牙、斯洛文尼亚、西班牙和瑞典 11 个国家采用推定同意，澳大利亚、丹麦、爱尔兰、英国和美国 5 个国家采用知情同意。各国默认规则的具体规定参见附录七。

解释变量 $Internet_{it}$ 表示 i 国在 t 年每 100 人中互联网的使用数，即通过电脑、手机、个人数字助理、游戏机、数字电视等方式在任何地点使用互联网的人数。数据直接来自世界银行数据库，以对数形式进入模型。

解释变量 $Healthexp_{it}$ 表示 i 国在 t 年按购买力平价以 2011 年不变价国际元衡量人均卫生支出。数据直接来自世界银行数据库，以对数形式进入模型。

解释变量 $Catholic_{it}$ 表示 i 国公民的宗教信仰。0 和 1 是虚拟变量，如果该国 50％以上人口信仰天主教，则变量取 1，否则为 0。数据来自尼托等人（Neto et al. ,2007）一文。

解释变量 $Death1_{it}$ 和 $Death2_{it}$ 分别表示 i 国在 t 年每 10 万人中脑血管疾病死亡率和道路交通死亡率，以对数形式进入模型。数据来源于世界卫生组织（World Health Organization，WHO）。

表 3-1　变量定义

变量	变量符号	变量定义
被解释变量	Cdr	各国每年每百万人口尸体器官捐献率
解释变量	$Presumed$	采取推定同意＝1，采取知情同意＝0
	$Intenet$	每 100 人中互联网的使用数
	$Healthexp$	以 2011 年不变价国际元衡量人均医疗卫生支出
	$Catholic$	50％以上人口信仰天主教＝1，其他＝0
	$Death1$	每 10 万人中脑血管疾病死亡率
	$Death2$	每 10 万人中道路交通死亡率

表 3-2 是关于样本的统计描述。从样本数据来看,10 年间各国每年每百万人口尸体器官捐献率的平均值为 19.48,最大值是 2013 年的西班牙 35.3,最小值为 2007 年的波兰 9.2,最大捐献率值与最小捐献率值之间相差近 4 倍。各国每年每 100 人中互联网的使用数平均为 68.95 人,最大值为 95.05 人,最小值为 27.74 人。以 2011 年不变价国际元衡量人均医疗卫生支出,各国平均值为 3395.04 国际元。每 10 万人中脑血管疾病死亡率均值为 36.95 人,道路交通死亡率均值为 7.59 人。

表 3-2　样本的统计描述

变量符号	样本均值	标准差	最大值	最小值
Cdr	19.48	6.29	35.3	9.2
Presumed	0.68	0.46	1	0
Intenet	68.95	16.26	95.05	27.74
Healthexp	3395.04	1583.05	8987.9	807.217
Catholic	0.56	0.49	1	0
*Death*1	36.95	15.68	92.9	16.9
*Death*2	7.59	3.22	15.5	2.5

3.2.2　模型选择

由于使用的是短面板数据,回归模型一般包括混合模型(Partial Least Square method,PLS)、固定效应模型(Fixed Effects model,FE)和随机效应模型(Random Effects models,RE)。究竟选择哪一种模型进行回归,下面我们将进行验证选择。

首先，我们针对选择混合模型还是固定效应模型进行检验。第一步我们对包括西班牙和不包括西班牙这两大数据集分别进行固定效应估计，回归结果的 F 检验的 p 值均为 0.00（小于 0.01），两者都拒绝“$H0: allu_i=0$”的原假设，于是初步确定选择固定效应模型。但是，如果误差项存在自相关、异方差和界面相关等问题，这里的 F 检验结果就不可靠。第二步我们将继续检验包括西班牙和不包括西班牙这两大数据集是否存在截面相关。检验结果的 p 值分别为 1.855 和 1.896（均大于 0.01），接受原假设，判定不存在截面相关。第三步我们采用最小二乘虚拟变量模型（Least Square Dummy Variable，LSDV）对两大数据集所有国家虚拟变量做联合显著性检验，检验结果的 p 值均为 0.00（小于 0.01），拒绝原假设，即存在个体异质性。因此，在混合模型还是固定效应模型之间，我们确定选择固定效应模型。

其次，我们针对选择混合模型还是随机效应模型进行检验。第一步我们对包括西班牙和不包括西班牙这两大数据集进行随机效应估计，然后采用特雷弗·布雷斯奇（Trevor Breusch）和阿德里安·帕根（Adrian Pagan）提供的一个检验个体效用的拉格朗日乘数检验（LM Test for Individual-Specific Effects）（Breusch & Pagan，1980）进行检验。检验结果的 p 值均为 0.00（小于 0.01），拒绝原假设，即说明模型中存在一个反映个体特性的随机扰动项。因此，在混合模型还是随机效应模型之间，我们确定选择随机效应模型。

最后，我们采用豪斯曼（Hausman）检验来选择最终是采用固定效应模型还是随机效应模型。豪斯曼检验结果的 p 值分别为 0.4765 和 0.4371（均大于 0.01）。因此，我们最终确定回归模型采用随机效应模型。

3.2.3 模型回归和结果分析

根据上文对回归模型的各种检验,在混合模型、固定效应模型和随机效应模型中,我们最终确定应该采用随机效应模型。模型的回归结果如表 3-3 所示。在回归(1)、回归(2)和回归(3)中我们逐步引入相应的变量。从结果来看,"*Presumed*"变量系数为正,且在 5%水平上显著,说明与知情同意国家相比,推定同意国家器官捐献率会高出 25%—26.8%。这个结果也验证了前面模型中的分析,通过对短视认知偏差 β 的调控改变默认规则,从知情同意转向推定同意,会反向助推器官捐献率的提高。同时,这个结论与阿巴迪和盖伊(Abadie & Gay,2006)一文中观察到的结果是一致的。考虑到阿巴迪和盖伊一文直接做的是混合效应回归,所以我们也补充做了相应的混合效应回归,把结果列在表 3-3 的混合效应回归(5)中。分析数据后我们发现,变量显著性和系数都进一步提高,推定同意国家相比知情同意国家,器官捐献率会高出 30.6%。

表 3-3 回归结果

	被解释变量:*lnCdr*				
	回归(1)	回归(2)	回归(3)	回归(4)	混合效应回归(5)
Presumed	0.268** (0.116)	0.264** (0.106)	0.250** (0.099)	0.221** (0.087)	0.306*** (0.060)
lnHealthexp	0.227** (0.103)	0.281*** (0.100)	0.219** (0.109)	0.289** (0.117)	0.505** (0.196)

续 表

	被解释变量：*lnCdr*				
	回归(1)	回归(2)	回归(3)	回归(4)	混合效应回归(5)
Catholic	0.191* (0.113)	0.202* (0.111)	0.178* (0.097)	0.141 (0.090)	0.254** (0.111)
LnIntenet		−0.118 (0.127)	−0.068 (0.239)	−0.080 (0.136)	−0.285 (0.223)
LnDeath 1			−0.68 (0.239)	−0.006 (0.219)	−0.058 (0.820)
LnDeath 2			0.129 (0.175)	0.146 (0.169)	0.167 (0.124)
C	0.858 (0.904)		1.383 (1.472)	0.521 (1.547)	−0.424 (2.836)
Year Dummy	是	是	是	是	是
含西班牙	是	是	是	否	是
样本数	160	160	160	150	160

注：表 3-3 回归结果括号内是 Robust 标准误，*、**和***分别表示在 10%、5%和 1%水平上显著。

“*lnHealthexp*”变量前系数显著为正，说明一国人均医疗卫生支出与器官捐献率之间呈显著的密切联系，而且这个结果在回归(2)—(5)中也能看到。这就给我们一个政策启示，对于不想改变推定同意立法的国家来说，提高一国器官捐献率的有效途径就是增加该国人均医疗卫生支出。

“*Catholic*”变量在 10%水平上显著为正，表明宗教信仰确实会影响一国器官捐献率。信仰天主教者可能会更偏好器官捐献，因为他们教义上承认器官移植是一种“生命的服务”，这和金贝尔（Gimbel，2003）、尼托等人（Neto et al.，2007）的观点是一致的。

另外，在我们的回归模型中，我们发现互联网的使用数对器官捐献的影响不是非常明显，这可能与我们的数据使用年份（2004－2013 年）器官捐献的在线注册推行不广有关。如中国，2014 年 3 月才正式启动国内首个器官捐献志愿者登记系统——施予受器官捐献志愿者服务网。

其次，阿巴迪和盖伊（Abadie & Gay，2006）认为大多数已故捐献者是因遭受不可逆转的脑损伤而脑部死亡的病人，最常见的死亡原因就是交通事故和脑血管疾病，并发现脑血管疾病死亡率、道路交通事故死亡率与捐献率呈正相关。但在我们的回归模型中，2004—2013 年 10 年的数据显示，脑血管疾病死亡率和道路交通死亡率对器官捐献的影响并不明显。究其原因可能在于脑血管疾病死亡率和道路交通死亡率在这 10 年间里呈现递减的趋势。2004 年 16 个国家的脑血管疾病死亡率平均为每 10 万人 46.07，到 2013 年降为 29.66，年均递减速度为 4.3%；2004 年 16 个国家的道路交通死亡率平均为每 10 万人 9.84，到 2013 年降为 5.29，年均递减速度为 6%。正如这两个变量对器官捐献的贡献趋势随着时间的推移而降低，所以在我们的回归模型中并不显著，且脑血管疾病死亡率变量前面的系数也出现了负值。这给我们器官捐献的相关政策制定者提出了警示，随着脑血管疾病死亡率和道路交通死亡率的日渐下降，器官供需缺口将更为严重，建立器官捐献助推机制更为紧迫。

一直以来，西班牙每年每百万人口的尸体器官捐献率处于世界第一的位置，遥遥领先于他国。从2004—2013年的数据来看，西班牙每百万人口尸体器官捐献率年平均达到34.4，比第二名葡萄牙的25.4整整高出了10。因此，国际上专门将一个名称赋予西班牙，叫作“西班牙模式”。考虑到西班牙这个特异值，本书参照阿巴迪和盖伊(Abadie & Gay，2006)的做法，在回归(4)中将西班牙样本进行了剔除。结果显示，无论是包含西班牙还是不包含西班牙一国，“*Presumed*”和“*lnHealthexp*”变量系数始终显著为正，“*Catholic*”则由显著转向不显著。

3.3 本章小结

从上面的回归结果分析可知，推定同意立法、人均医疗卫生支出和宗教信仰确实会影响到一国的器官捐献率。这对我国器官捐献助推政策的制定带来相应的启示。今后，为提高我国的器官捐献率，可结合以下几个方面进行考虑：将加入框架下的知情同意转向退出框架下的推定同意，增加人均医疗卫生支出，等等。

当然，除了上述考虑的因素外，促进捐献登记率提高的还有其他因素，如器官捐献体系的完善、家庭的同意、优先权的采取、捐献基金的设立补助等。如新加坡将优先权和推定同意相结合，在增加器官捐献方面取得了一定的成功(Chandler，2005；Teo，1991)；以色列签署的法案促进了捐献卡签署者创纪录的增加和移植数量的显著增加(Cronin，

2014)；智利在 2013 年 10 月对《器官捐献法》进行修订并引入优先分配权，使其器官捐献数量从原来 2013 年的 103 例上升至 2014 年的 123 例。但是，由于缺乏相关政策实施的完整数据，至少目前我们没法将上述因素纳入计量回归分析中。

最关键的是，我们研究的是中国器官捐献助推机制的设计。所以我们更想知道的是，影响中国器官捐献登记率的因素主要有哪些，如何提高中国的器官捐献登记率。由于中国器官捐献率低，而且 2015 年起才具备相关的统计数据，因此，一方面，我们没法通过中国的相关数据做计量的实证分析；另一方面，针对中国目前超低的器官捐献率，又面临迫切提高器官捐献率的严峻挑战，于是，采用相关助推机制来提高我国的器官捐献率成为不二选择。目前，我国已通过试点实施了相关的助推机制，比如某些省份设立捐献补助基金对捐献人困难家庭进行补助，采取优先权分配机制，等等。那么，上述助推措施的采用是否提高了我国的器官捐献率呢？我们能否将这种助推机制推广到全国，或者辅之以其他相关的助推措施呢？这些都需要对相应的助推效应进行验证。考虑到相关助推措施实施时间尚短，没法通过计量方法进行实证，所幸经济学前沿分析工具实验室实验为我们提供了一个有力的分析工具。在本书第 4—6 章，我们将利用实验室实验来验证各助推机制对中国器官捐献产生的影响效应。

4 助推中国器官捐献登记的实验研究
——降低捐献登记成本与默认机制的结合

4.1　降低捐献登记成本与默认机制结合的实验设计

为了提高器官捐献率，扩大潜在的器官捐献者，各国采用了相关的助推机制。从各国的做法来看，具体包括：直接财政助推，如税收抵免；间接财政助推，如丧葬费用报销、生命与伤残保险等；改变默认规则；改变器官分配机制；等等。

除了默认规则改变外，其他各种助推机制实施的时间尚短，缺乏相应的数据，所以无法对各种机制产生的助推效应进行计量实证分析。凯斯勒和罗斯（Kessler & Roth，2012）则通过实验室实验方法研究了 3 种规则对器官捐献率的影响效应：一是优先分配机制；二是降低捐献成本，通过给予被试一个折扣优惠，直接减少被试的捐献成本；三是退款补贴，在实验结束后提供给被试一个报酬助推激励，这个助推激励大小等于优先规则带来的对捐献登记率的助推激励。他们的实验结果显示，优先分配机制显著提高了器官捐献登记率。在实验的开始阶段，优先分配机制有明显的助推效果。但是当被试熟悉实验规则后，降低成本、退款补贴和优先分配机制 3 种的助推效应趋于相同。

李丹阳等人（Li et al. ，2013）也通过实验室实验将优先权分配机制与默认机制相结合并进行了研究，发现相比改变默认规则，从推定不同意进入框架到推定同意的退出框架，优先分配制能产生更大的边际收益。进一步说，若结合一个退出和优先权分配机制降低的政策，则在器官捐献率上会产生最大的收益。但是也有人提出了反对意见。有研究通过在奥地利的城市和农村地区随机发放调查问卷并收集数据，测试不同形式和数额的财政助推是否容易提高器官捐献率。结果发现，财政助推会导致器官捐献减少和引起参与者强烈的排斥与负面反应（Mayrhofer-Reinhartshuber & Benetka，2006）。对于默认规则的争议，皮尔斯乔内克（Pierscionek，2008）提出，默认同意捐献这种规则侵犯了当事人的选择权。默认为同意器官捐献，并不能反映出捐献者积极的捐献决定，很难作为显示捐献者明确捐献意图的证据。当器官需要移植时，重新获得家属的同意就变得很有必要。

由此可见，国外对于器官捐献方面的理论研究已相对深入，在具体实践方面也积累了成熟经验，但器官捐献各种助推机制产生的具体效果尚未有一个统一的结论。此外，对于我国来说，基于伦理、文化背景等国情的不同，国外的助推制度并不一定适合我国。

因此，关于我国器官捐献助推机制的研究，一个可行且合理的思路是参照国外成熟的研究范式，结合我国的现实问题，利用前沿工具实验室实验来检验中国情境下各种助推机制的适用性。可采取的相关助推机制包括4种。一是注册时的助推，试图降低注册捐献的成本。这部分成本包括两种：一种是人们要抽出时间、精力来填写注册表格等的注册成本；另一种是人们在考虑是否捐献时面临的联想到未来死亡等的心理成本。考虑到现实中对货币激励的严格禁止，在人们注册登记为器官捐献者的时候，可给予一份实物补贴，实物补贴的大小等同于相关的货币激励，以降低人们注册时的捐献成本。二是捐献后的补助。如果个体在死后捐献成功，国家可给予一部分补贴，比如丧葬费的减免、一定额度医疗费的减免、人道主义救助等。三是引入优先权分配机制，改变器官分配规则。四是从默认不同意转向默认同意，改变默认规则。从本书第4章开始到第6章，我们借鉴凯斯勒和罗斯(Kessler & Roth，2012)，以及李丹阳等人(Li et al.，2013)的实验，在他们的研究基础上，进一步将降低捐献登记成本、人道主义救助、优先权分配分别与默认机制结合，共设计3个2×2平行实验来分析不同助推机制对中国器官捐献的影响效应。

本章中我们首先研究降低捐献登记成本对器官捐献的影响效应分析，具体通过降低捐献登记成本与默认机制结合的实验室实验进行分析。如表4-1所示，实验分为控制组、折扣组、退出组和退出且折扣组。控制组代表默认不同意条件下无助推激励，即捐献成本没有任何降低情况下的组。其余3个对照组中，折扣组代表默认不同意条件下但有助推激励，降低捐献成本，即在捐献者捐献器官时会对其有一个折扣优惠；退出组代表默认同意条件下无助推激励，即捐献成本没有任何降低情况下的组；退出且折扣组则代表默认同意条件下且存在助推激励，降低捐献成本，即在捐献者捐献时会对其有一个折扣优惠。

表 4-1 降低捐献登记成本和默认机制的结合

	捐献成本不变	降低捐献成本
默认不同意(加入捐献)	控制组	折扣组
默认同意(退出捐献)	退出组	退出且折扣组

为了控制实验的顺序效应,我们将不同组的实验顺序进行轮换,一共对应 12 局,在控制组和折扣组,以及折扣组和控制组实验局上分别又加了一局,所以一共 14 局,具体如表 4-2 所示。每一局实验由 20 轮组成。被试在前 10 轮参与实验中的某个组,10 轮后被中断实验,由实验员告知,在接下来的实验中,将改变实验条件,并重新解释实验规则,接着被试在剩下的 10 轮中参与实验中的另一个组。一局实验由 12 个被试组成,每一局实验都是独立的。实验局与实验局之间的次序是没有关系的。

表 4-2 降低捐献登记成本和默认机制结合实验的 14 局

1—10 轮	11—20 轮			
	控制组	折扣组	退出组	退出且折扣组
控制组	无	2 局	1 局	1 局
折扣组	2 局	无	1 局	1 局
退出组	1 局	1 局	无	1 局
退出且折扣组	1 局	1 局	1 局	无

在一个由 12 个被试组成的固定组中,每个被试每一轮都要做关于是否愿意捐献的决定,一共 20 次。在每一局中,被试在前 10 轮要参加

一种情况组，后 10 轮要转换到另一种情况组。被试并不知道实验将要进行的轮数量，但会被告知在实验进行一定轮数后，实验的游戏规则可能会改变。如果改变，将会提前告知。

在开始每一轮实验前，每个被试拥有 1 个 A 器官（代表大脑）和 2 个 B 器官（代表肾脏）。为了比较不同的助推激励，如降低捐献登记成本、人道主义救助和优先权分配对人们器官捐献行为的影响效应，我们采用凯斯勒和罗斯（Kessler & Roth，2012）一文中对于降低捐献登记成本的折扣优惠和人道主义救助形式的退款补贴大小的设定，所有被试都被告知一轮实验由几期构成，每一期被试都可以获取收益。获得收益的条件是：每一期结束时，如被试拥有 1 个 A 器官和至少 1 个 B 器官，代表个体是健康的，将得到 1 个实验筹码。在每一期实验中，被试有 10%的可能性失去 A 器官，20%的可能性失去 2 个 B 器官。如果被试失去了 A 器官，表示他死亡，将停止本轮实验，也停止接收相关信息，这一轮实验结束。如果被试失去了 2 个 B 器官，他有 5 期的等待时间去获赠一个别人捐献的 B 器官，相当于现实生活中患者可以通过透析来维持生命，等待他人肾脏的捐献。在等待捐献的过程中被试不能获取收益。如果在 5 期的时间里被试都没有获得他人捐献的 B 器官，那么到第 6 期他将停止本轮实验，并停止接收相关信息，本轮实验结束。这里他人捐献的 B 器官来自实验里该轮中失去 A 器官，且在该轮实验前选择愿意捐献的被试。

在每一轮实验的开始，被试被要求进行决策，决定是否成为器官的捐献者（默认不同意捐献的加入框架下）或者决定是否退出捐献，不同意成为器官捐献者（默认同意的退出框架下）。因为我们只关注捐赠登记决定而不管具体过程，所以我们使用了一个强假定，即在实验中，注册为器官捐献者意味着死亡后即成为捐献者。

捐献是有成本的，包括两部分：一部分是覆盖默认状态的选择成本，另一部分是捐献成本。在覆盖默认状态的选择成本方面，被试们被告知，他们必须支付 0.2 个实验筹码的成本，作为覆盖默认状态的选择成本，具体又分为两种情况：一种情况是在默认为非捐献者的情况下，被试如果做出积极捐献决定，愿意捐献，就需要支付 0.2 个实验筹码的覆盖默认状态的选择成本，如果不愿意捐献，则相当于是默认状态，支付成本为零；另一种情况是在默认为捐献者的情况下，被试如果不愿意捐献，则要支付 0.2 个实验筹码的覆盖默认状态的选择成本，如果愿意捐献，则相当于是默认状态，无须支付 0.2 个实验筹码的成本。在现实生活中，相当于你从一种默认状态转变成另一种状态所要承担的心理和生理成本，包括申明为非捐献者或者注册为捐献者的成本。

在捐献成本方面，如果愿意捐献，被试必须支付 0.8 个实验筹码的捐献成本，相当于现实生活中个体在考虑捐献器官时面临的联想到死亡、家属是否同意等相关的心理和生理成本。因此，在我们实验的不同组下，被试会面临不同的成本，具体分为两种。一种是在默认为非捐献者的加入框架下。如果被试的决策是愿意捐献，那么他需支付 1 个实验筹码的成本，即 0.2 个实验筹码的覆盖默认状态的选择成本和 0.8 个实验筹码的捐献成本；如果被试的决策是不愿意捐献，那么他需支付的成本为零。另一种是在默认为捐献者的退出框架下。如果被试的决策是愿意捐献，那么他需支付 0.8 个实验筹码的成本，此时仅仅指捐献成本；如果被试的决策是不愿意捐献，那么他需支付 0.2 个实验筹码的成本，此时仅仅指覆盖默认状态的选择成本。因此，一个人在该轮中的收益等于该轮中每一期赚取的收益累计减去覆盖默认状态的选择成本和捐献成本。实验结束后，电脑系统会将被试在每一轮中的收益及所有轮次实验筹码的收益总和再次告知被试，并按 4∶1 的比例兑换为人民币，再加上每个参加者的出场费 20 元，就是支付给被试的报酬。实验报酬通过支付宝转账直接支付给被试。

捐献的决定都是在轮次开始前做出的，所以被试在做出是否捐献的决定时并不知道自己的 A 器官或者 B 器官是否会失去。所有的被试都被告知，如果决定成为捐献者，一旦他们的 A 器官首先失去，他们的每个 B 器官将被捐献给该期实验中失去 B 器官并等待捐献 B 器官的被试。同时，他们被告知，同一轮实验中 B 器官不能被重复捐献，即被试获得捐献的 B 器官后，一旦后来又失去 A 器官，那么 B 器官就不能再重复捐献给他人。捐献器官的分配原则遵循先到先得。比如实验中如果甲和乙都失去了 B 器官，在等候他人的捐献过程中，成员甲已经等候了 4 期，成员乙等候了 3 期，成员甲将先于成员乙得到他人捐献的器官。也就是说，等待捐献器官者在等候队伍中排队的次序由他们等候的时间长度决定。被试等待越久，在等候队伍中位次越靠前。

被试在每一轮开始做出是否愿意捐献的决定后，就可以看到自己在该轮实验中每一期的状态（是健康的，还是失去了 A 器官，或失去了 B 器官）、每一期的收益，以及截至目前该轮累计的收益。在失去 B 器官后，被试开始接收等待信息。等待的信息包括他们已经等待的期数，他们在等待队伍中的排队次序，以及在该期中他们是否可以得到 B 器官。提供给被试的信息我们将其进行了截屏，具体如图 4-1 所示。那些失去A器官的被试，或者失去B器官等待5轮还是没有获得捐献的B器官的被试将停止参与该轮实验，此时他们停止接收每一期的相关信息，接收的是等待页面，直到新一轮实验的开始。当然，实验中被试接收不到其他被试关于捐献的决定和所赚取的收益的信息。被试也无法获知他们捐献的B器官是否已经提供给了其他被试。也就是说，他们在失去自己的A器官后并不知道哪个被试需要B器官。

你的状态

期数	状态	收益（实验筹码）	累计收益（实验筹码）
1	你是健康的	1.00	1.00
2	你是健康的	1.00	2.00
3	你是健康的	1.00	3.00
4	你是健康的	1.00	4.00
5	你失去了两个B器官	0.00	4.00
6	你失去了两个B器官	0.00	4.00
7	你失去了两个B器官	0.00	4.00
8	你失去了两个B器官	0.00	4.00
9	你失去了两个B器官	0.00	4.00

等候列表

当期中可获得的器官捐献数　0

排队等候捐献器官的期数	排队次序
0	0
0	0
0	0
0	0
1	5
2	5
3	4
4	1
5	1

图 4-1　实验中被试决策后观察到的页面截图

在不同的组别中，被试面临的每一轮开始时是否捐献的决策页面是有所不同的，下面分别进行介绍。另外，我们把实验中每种条件下显示给被试的实验决策页面进行了截图，具体可参见附录八。

（1）控制组

在控制组中，被试被默认为非捐献者，那些愿意捐献，想成为捐献者，需支付 1 个实验筹码的成本，即 0.2 个实验筹码的覆盖默认状态的选择成本和 0.8 个实验筹码的捐献成本。被试被告知，如果成为一个器官捐献者，可能会潜在地影响他们自己的得益。实验中的捐献决定如下描述：

在本轮中，你被默认为非器官捐献者。若你愿意捐献，本轮你需要支付 1 个实验筹码的成本。若你不愿意捐献，成本为零。现在，请决定，你是否愿意捐献。如果想成为捐献者，请勾选下面的选择框，否则让它空着。

□本轮决策中，我愿意成为捐献者，我愿意捐献。

被试被告知，如果他们愿意成为一个器官捐献者，那么当他们失去 A 器官的时候，他们的 B 器官将捐献给等候队伍中依次等候器官捐献的人。在控制组中，被试在每一轮实验中的收益等于每一期的累计收益减去成本（如果愿意捐献，成本为 1 个实验筹码；如果不愿意捐献，成本为零）。

（2）退出组

在退出组中，被试被默认为器官捐献者，那些希望退出器官捐献系统，不同意捐献自己器官的将支付 0.2 个实验筹码的成本。该组的选择描述如下：

在本轮中，你被默认为器官捐献者。若你愿意捐献，本轮你需要支付 0.8 个实验筹码的成本。若你不愿意捐献，本轮你需要支付 0.2 个实验筹码的覆盖默认状态的成本。现在，请决定，你是否愿意捐献。如果不想成为捐献者，请勾选下面的选择框，否则让它空着。

□本轮决策中，我不愿意成为默认的捐献者，我不想捐献。

除非被试不希望成为潜在的器官捐献者，否则他们的 B 器官将在他们失去 A 器官后捐献给等候队伍中依次等候器官捐献的人。在退出组中，被试在每一轮实验中的收益等于每一期的累计收益减去成本（如果愿意捐献，成本为 0.8 个实验筹码；如果不愿意捐献，成本为 0.2 个实验筹码）。

（3）折扣组

在折扣组中，B 器官的分配规则与控制组相同，采取先到先得原则，但是所有被试的捐献成本比控制组的低 0.35 个实验筹码。也就是当被试愿意捐献时，给予被试一个折扣优惠，使得他们的成本降低 0.35 个实验筹码，即原来被试愿意捐献时需要支付 1 个实验筹码的成本，现在只需要支付 0.65 个实验筹码的成本。0.35 个实验筹码的优惠大致相当于优先规则下捐献者获取的激励的期望价值，也相当于下面要讨论的救助组中支付给捐献者的人道主义救助形式的退款补贴。该组的选择描述如下：

在本轮中，你被默认为非器官捐献者。若你愿意捐献，本轮你需要支付 0.65 个实验筹码的成本。若你不愿意捐献，成本为零。现在，请决定，你是否愿意捐献。如果想成为捐献者，请勾选下面的选择框，否则让它空着。

□本轮决策中，我愿意成为捐献者，我愿意捐献。

在折扣组中，被试在每一轮实验中的收益等于每一期的累计收益减去成本（如果愿意捐献，成本为 0.65 个实验筹码；如果不愿意捐献，成本为零）。

（4）退出且折扣组

退出且折扣组与控制组相比，存在两方面的差别：一是默认原则，二是愿意成为捐献者时的成本大小不同。在这组中，被试被默认为器官捐献者，在做捐献决定前，所有受试者被告知，愿意捐献者将有一个折扣的补贴，捐献成本降低 0.35 个实验筹码，即原来是 0.8 个实验筹码，现在变成 0.45 个实验筹码。器官分配原则还是先到先得。该组的选择描述如下：

在本轮中，你被默认为器官捐献者。若你愿意捐献，本轮你需要支付 0.45 个实验筹码的成本。若你不愿意捐献，本轮你需要支付 0.2 个实验筹码的覆盖默认状态的成本。现在，请决定，你是否愿意捐献。如果不想成为捐献者，请勾选下面的选择框，否则让它空着。

□本轮决策中，我不愿意成为默认的捐献者，我不想捐献。

在退出且折扣组中，被试在每一轮实验中的收益等于每一期的累计收益减去成本(如果愿意捐献,成本为 0.45 个实验筹码;不愿意捐献,成本为 0.2 个实验筹码)。

在每一局实验的最后,我们还附加了 3 个小问题:①你的性别;②在现实生活中你知道如何注册成一名器官捐献者吗?③我们想提供一些有关器官捐献的信息,如果你有兴趣,你愿意接受我们的器官捐献传单吗?

4.2 降低捐献登记成本与默认机制结合对助推器官捐献登记的影响

我们通过微信水滴平台在浙江财经大学招募了 168 名大学生被试参加本次实验,其中女生 96 人,男生 72 人。所有被试都是自愿报名,并利用空余时间参加实验。实验地点为浙江财经大学文化中心三楼经济行为与决策研究中心实验室。实验使用 z-Tree3.5.1 编程(Fischbacher,2007),被试全程通过计算机操作完成,实验时间持续约 1 个小时,被试人均获得约 34.5 元报酬。实验室每台计算机都有一个编号,被试进入实验室即抽取座位编号。每局全部 12 个被试到齐后,实验员会分发实验注意事项和实验说明举例(具体见附录九和附录十),并进行讲解。讲解完后,实验员会询问被试是否理解实验说明,如有疑问可举手示意,实验员进行解释。被试被强调,实验中每个参加者的个体决策和收益信息都是匿名且保密的,仅由本人知道。实验结束后,实验员通过支付宝转账直接支付被试应得报酬。

图 4-2 显示了本实验所有局中被试在不同实验组下每一轮器官捐献率的结果。

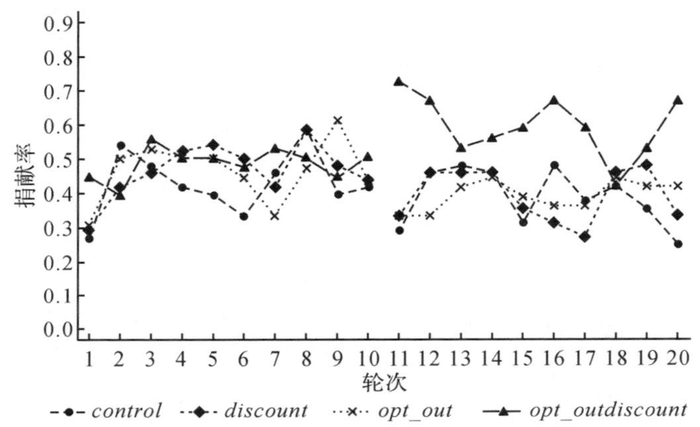

图 4-2 降低捐献登记成本和默认机制结合下实验中不同组每轮次的捐献率

虚线加圆形线代表"*control*",描绘了控制组下实验被试每一轮器官捐献率的大小;虚线加菱形线代表"*discount*",描绘了折扣组下实验被试每一轮器官捐献率的大小;虚线加叉号线代表"*opt_out*",描绘了退出组下实验被试每一轮器官捐献率的大小;虚线加三角形线代表"*opt_outdiscount*",描绘了退出且折扣组下实验被试每一轮器官捐献率的大小。中间 10 轮之后的断层代表实验中该组被暂停打断转而参加另一种条件下实验。如表 4-2 所示,一局实验 12 个被试前面 10 轮参加控制组,后面 10 轮参加折扣组等,或者反过来,一共是 14 局实验。因此,前面 10 轮控制组捐献率线代表 4 组被试在前 10 轮中参加控制组实验下每一轮做出捐献决定的百分比,这些组在随后的 10 轮中分别参与了另外 3 种折扣组、退出组和退出且折扣组下的一种。实验的后面 10 轮控制组捐献率线代表4组被试在前10轮中参加折扣组、退出组和退出且折扣组下的一种实验，这些组在随后的10轮中参加控制组实验下每一轮做出捐献决定的百分比。

在前10轮中，控制组、折扣组、退出组和退出且折扣组下平均捐献率为0.429、0.465、0.461、0.483，差别非常小，这表现在图4-2中4条不同组下的器官捐献率线交错在一起。在被试熟悉实验规则后，后10轮中控制组、折扣组、退出组和退出且折扣组下平均捐献率为0.388、0.392、0.392、0.592，前面3组平均捐献率几乎没有差别，但是退出且折扣组下平均捐献率比控制组、折扣组和退出组提高了约20%，差别显著，在图4-2中表现为退出且折扣组下器官捐献率线明显高于另外3条捐献率线。从中说明，当被试熟悉规则后，单独降低捐献成本的折扣和将进入框架转向退出框架，对器官捐献的助推效应几乎没有，但是联合降低折扣和改变默认规则的双重助推对器官捐献的影响还是比较明显的。

上述对图4-2的分析，针对的是实验中不同组每轮次的捐献率，即把不同实验组下每一轮实验中被试选择捐献决策的人数除以参加该种条件下这一轮所有的被试人数来计算得到。下面我们将从被试个体的角度来分析不同实验组的个体捐献率，即对每一个被试来说，在同一种实验条件下10轮决策中选择捐献决定的轮次除以总共实验的轮次10，从而得到个体捐献率。表4-3给出了不同实验组下个体捐献率的描述性统计。整个实验共168个被试，平均个体捐献率是0.446。从所有轮个体捐献率平均值来看，控制组、折扣组和退出组分别为0.408、0.428、0.426，差别不大，退出且折扣组为0.538，比前面3组高出十几个百分点。

表 4-3　不同实验组下个体捐献率的描述性统计

变　量	样本数	均值	标准差	最小值	最大值
个体捐献率	3360	0.446	0.28	0	1
所有轮控制组个体捐献率	960	0.408	0.28	0	1
1—10 轮控制组个体捐献率	480	0.429	0.23	0	1
11—20 轮控制组个体捐献率	480	0.388	0.38	0	1
所有轮折扣组个体捐献率	960	0.428	0.28	0	1
1—10 轮折扣组个体捐献率	480	0.465	0.27	0	1
11—20 轮折扣组个体捐献率	480	0.392	0.29	0	1
所有轮退出组个体捐献率	720	0.426	0.26	0	1
1—10 轮退出组个体捐献率	360	0.461	0.22	0	1
11—20 轮退出组个体捐献率	360	0.392	0.29	0	1
所有轮退出且折扣组个体捐献率	720	0.538	0.28	0	1
1—10 轮退出且折扣组个体捐献率	360	0.483	0.22	0	1
11—20 轮退出且折扣组个体捐献率	360	0.592	0.31	0	1

在此基础上，我们对不同实验组间被试捐献决策的差异性进行了更为严格的威尔科克森秩检验（Wilcoxon Rank-Sum）。检验结果如表 4-4 所示。检验分别采用不同的 3 个分区数据。第 2 列包含了所有轮次的数据，第 3 列数据仅包含前面 10 轮次，第 4 列数据仅包含后面 10 轮次。威尔科克森秩检验结果表明，只有在所有轮次及后面 10 轮次中，退出且折扣组分别与控制组、折扣组和退出组之间的捐献决策是有

显著差异的。其他轮次、其他组之间被试捐献决策没有显著差异性。这和前面图 4-2 得出的结果是一致的。

表 4-4　威尔科克森秩检验结果

组　别	所有轮 检验统计量	1—10 轮 检验统计量	11—20 轮 检验统计量
控制组与折扣组	−0.637	−0.521	−0.457
控制组与退出组	−0.705	−0.607	−0.391
控制组与退出且折扣组	−3.109***	−1.282	−2.977***
退出组与折扣组	−0.150	−0.064	−0.109
退出组与退出且折扣组	−2.403**	−0.700	−2.557**
折扣组与退出且折扣组	−2.676***	−0.702	−2.815***

注：**和***分别表示在 5%和 1%水平上显著。

我们还进行了一系列的概率回归来研究本实验下不同机制对器官捐献决策的边际效应。因为被解释变量为 1 和 0，1 表示捐献，0 表示不捐献，所以我们的回归模型采用概率回归，并在此基础上估计了变量的边际效应。表 4-5 显示了回归分析的结果，估计了在每种实验条件下被试选择成为捐献者的可能性。

表 4-5　概率回归结果

解释变量	概率估计，被解释变量为捐献与否的 1、0 变量			
	回归(1)	回归(2)	回归(3)	回归(4)
Discount	0.020 (0.023)	0.035 (0.032)	0.034 (0.032)	0.031 (0.031)

续 表

解释变量	概率估计,被解释变量为捐献与否的1、0变量			
	回归(1)	回归(2)	回归(3)	回归(4)
Opt_out	0.018 (0.024)	0.032 (0.034)	0.028 (0.034)	0.027 (0.034)
Opt_out/discount	0.128*** (0.024)	0.053 (0.034)	0.052 (0.034)	0.053 (0.034)
Second Treatment		−0.042 (0.032)	−0.048 (0.032)	−0.047 (0.032)
*ST * Discount*		−0.031 (0.045)	−0.028 (0.045)	−0.029 (0.045)
*ST * Opt_out*		−0.027 (0.045)	−0.020 (0.048)	−0.017 (0.048)
*ST * Opt_out/ discount*		0.149*** (0.048)	0.147*** (0.048)	0.141*** (0.048)
Earnings LR			0.007** (0.003)	0.007** (0.003)
Received an Organ LR			0.063** (0.031)	0.066** (0.031)
Benefit of Organ Received LR			0.006 (0.007)	0.005 (0.007)
Male				0.025 (0.017)
Flier				0.062*** (0.020)
N	3360	3360	3360	3360
Chi2	32.13	51.13	84.88	96.11
Pseudo R2	0.007	0.011	0.018	0.021

注:表4-5中的变量系数是边际效应,概率回归结果中的**和***分别表示在5%和1%水平上显著。

回归(1)中独立变量的概率回归包括3个不同组的虚拟变量，即折扣组、退出组、退出且折扣组，参照组是控制组的捐赠决策。回归(1)中"*Opt_out/discount*"变量即退出且折扣组虚拟变量前面的符号为正且显著，表明在20轮中，退出且折扣条件下被试比控制组下要高12.8%的可能性选择捐献。"*Discount*"和"*Opt_out*"两个虚拟变量回归结果不显著，说明相较于控制组，被试选择捐献的可能性没有任何差异。

回归(2)通过11—20轮为1与不同局条件的交叉虚拟变量分离了前面10轮和后面10轮不同实验条件对器官捐献的影响效应。"*ST* * *Opt_out/discount*"即后半场与退出且折扣组的交互项系数显著为正，说明当被试在参与了另一个实验条件下的组后参与退出且折扣组，后者对捐献率有更强的影响效应，提高将近15%的可能性。这个发现在表4-5回归(3)和回归(4)的结果中也能看到。这一发现表明，当被试熟悉相应助推规则后，将降低捐献成本的助推与退出机制下的默认推定同意相结合，捐献率就能显著提高。

回归(3)控制了前面轮次的信息对后一轮次捐献决策的影响。回归(3)中"*Earnings LR*"变量代表被试在上一轮中获取的收益。"*Received an Organ LR*"的变量是0、1虚拟变量，被试如果在前一轮中得到过他人捐献的B器官，则等于1。"*Benefit of Organ Received LR*"变量代表前一轮次中被试在得到捐献的B器官之后获得的收益累计。"*Earnings LR*"变量回归系数显著为正，表明前一轮的收益对捐献决策产生了积极影响。"*Received an Organ LR*"变量系数也显著为正，表明如果在前一轮中接受过B器官，受试者的捐献率会增加6.3%。

回归(4)控制了被试者的人口统计信息。"*Male*"变量为男性等于

1 的虚拟变量，从回归结果看，在捐献决策中，不同的条件对于男性或者女性的捐献决策的影响没有显著差异。“*Flier*”变量衡量了个体接受捐献器官相关知识的愿望。回归结果表明，在现实生活中，如果个体倾向愿意接受相关器官捐献的宣传知识，那么他更有可能选择器官捐献。

4.3 本章小结

在本章中，我们将降低捐献登记成本与默认机制进行结合，通过实验室实验来分析降低器官捐献成本、从加入框架的知情同意改为退出框架的默认同意，以及捐献成本降低联合退出机制对于个体器官捐献决策的助推激励影响。从我们的实验结果来看，降低器官捐献成本的折扣优惠和从加入框架转向退出框架对个体器官捐献率的影响并不显著，只有降低捐献登记成本联合退出机制的双重助推对于个体器官捐献决策有显著的正向积极影响。这个影响在被试熟悉了助推规则的后10 轮实验中更为明显。上文的图 4-2、表 4-4 威尔科克森秩检验结果，以及表 4-5 概率回归(1)—(4)的结果都支持了上述结论。

我们的实验，一方面考虑到与凯斯勒和罗斯(Kessler & Roth, 2012)一文中的助推激励设置保持一致，另一方面也考虑到整体实验成本，设置为每一期中如果被试为健康者，则获得 1 个实验筹码的收益，覆盖默认选择的成本为 0.2 个实验筹码，捐献成本为 0.8 个实验筹码，降低捐献成本的折扣优惠为 0.35 个实验筹码，设置的收益、成本大小对于被试来说，数额过低，导致实验中折扣优惠、退出机制助推对个体捐献决策的影响不是非常明显，这在一定程度上会影响实验结果的显著性。如果我们将相应的收益、折扣优惠的额度，以及捐献的成本全部提高，对于器官捐献的助推效应估计会有显著的影响。所幸我们的目的不在于考虑降低捐献成本的折扣优惠、退出机制对于个体器官捐献决策影响的绝对效应，而是要考虑在同等助推强度下，不同助推措施，如降低捐献登记成本、捐献后的救助，以及优先权分配结合退出机制对于个体器官捐献决策的相对影响。因此，我们还要根据第 5 章的人道主义救助与默认机制的结合实验、第 6 章的优先权分配与默认机制的结合实验来分析。

在实验中，我们用折扣优惠降低器官捐献成本，即捐献者如果选择捐献则给予实验筹码的补贴，通过货币的形式进行衡量。但在现实中，器官捐献的成本除了注册成本，更多的是与器官捐献相关的心理成本。关于如何降低器官捐献成本，我们将在后面的第 7 章中国器官捐献登记的助推机制设计中进一步讨论。

5 助推中国器官捐献登记的实验研究
——人道主义救助与默认机制的结合

5.1 人道主义救助与默认机制结合的实验设计

在第 4 章中，我们研究了降低捐献登记成本与默认机制结合助推中国器官捐献登记的影响。在本章中，我们将研究捐献后的补助对器官捐献是否会带来相应的激励效应。具体指个体在死后捐献成功，国家给予一部分补贴，比如丧葬费的减免、一定额度医疗费的减免、直接设立救助基金补助等。我国部分试点省市，如重庆市、湖北省、天津市、贵州省等，在各自制定的《人体器官捐献条例》中规定，民政部门免除捐献者的基本丧葬费用，市红十字会设立捐献救助基金对捐献者家庭提供必要的人道救助。浙江省杭州市通过“春风行动”分别对 2014 年、2015 年、2016 年的人体器官捐献者家庭发放慰问金 31 万元、66 万元、115 万元。在 2016 年发放的 115 万元中，56 万元以每户 2 万元发放给了 28 户人体器官捐献家庭，剩下的 59 万元以每户慰问金 1 万元发放给了角膜、遗体捐献家庭户。

为了验证上述各种形式的补贴有没有对器官捐献带来一定的影响，我们通过实验室实验，以一定报酬的人道主义救助来衡量捐献后的补助，同时将人道主义救助与默认机制结合，设计了一个 2×2 实验室实验来分析其对中国器官捐献影响的助推激励效应。实验设计如表 5-1所示，具体分为控制组、救助组、退出组和退出且救助组。同第 4 章中的实验一样，控制组代表默认不同意条件下无助推激励，即捐献没有任何补贴情况下的组。其余 3 个对照组中，救助组代表默认不同意条件下但有助推激励，这个助推激励以捐献后对捐献者的报酬补贴来衡量；退出组代表默认同意条件下无助推激励，即默认个体为器官捐献者，但是捐献者没有人道主义救助；退出且救助组则代表默认同意条件下存在助推激励，即当捐献者选择愿意捐献后对其有一个报酬退款的补贴。

表 5-1　人道主义救助和默认机制的结合

	无人道主义救助	有人道主义救助
默认不同意(加入捐献)	控制组	救助组
默认同意(退出捐献)	退出组	退出且救助组

同样为了控制实验的顺序效应，我们将不同组的实验顺序进行轮换，一共对应 12 局，在控制组和救助组，以及救助组和控制组实验局上分别又加了一局，所以一共 14 局，具体如表 5-2 所示。每一局实验由 20 轮组成。被试在前 10 轮参与实验中的某个组，10 轮后被中断实验，由实验员告知，在接下来的实验中，将改变实验条件，并重新解释实验规则，接着被试在剩下的 10 轮中参与实验中的另一个组。一局实验由

12 个被试组成，每一局实验都是独立的。实验局与实验局之间的次序是没有关系的。

表 5-2　人道主义救助和默认机制结合实验的 14 局

1—10 轮	11—20 轮			
	控制组	救助组	退出组	退出且折扣组
控制组	无	2 局	1 局	1 局
救助组	2 局	无	1 局	1 局
退出组	1 局	1 局	无	1 局
退出且折扣组	1 局	1 局	1 局	无

其余实验设计同本书第 4 章中的规则，这里不再重复。对于控制组和退出组，设定也保持不变，变化的是救助组和退出且救助组。下面对这两组进行详细说明。

(1)救助组

在救助组中，B 器官的分配规则等同于控制组，但是实验参加者被告知那些决定捐献并支付捐献成本的人在实验结束后将获得一个退款，退款的数额建立在同组中其他被试同意成为捐献者的数量基础上。退款数额在实验最后告知被试的目的是避免给被试关于捐献者的人数和捐献者人数如何随着轮数的改变而改变的相关信息。关于退款具体数额的设定，为了和第 6 章中优先权分配的助推激励对等，我们直接采用凯斯勒和罗斯(Kessler & Roth，2012)实验中的设定，他们关于优先权获取的期望值是通过 100 万轮仿真实验模拟计算得到的。捐献者数量从 1 到 12 人，估算了给予优先权的被试和没有优先权的每一个捐献者人数的得益，以保证退款的数额与实验中优先组下获得优先权的期望价值一样。如果某被试愿意捐献，那么在实验结束后他会得到一个退款的补贴。该组的选择描述如下：

在本轮实验中，你被默认为非器官捐献者。若你愿意捐献，本轮你需要支付 1 个实验筹码的成本。若你不愿意捐献，成本为零。请注意，若你愿意捐献，在本轮实验结束时你将获得一个额外的报酬补贴，补贴额度的大小依赖于该轮中愿意捐献的人数。如果没有其他人愿意捐献，你将获得 0.00 个实验筹码；如果其他人中有 1 人愿意捐献，你将获得 0.10 个实验筹码；如果其他人中有 2 人愿意捐献，你将获得 0.20 个实验筹码；如果其他人中有 3 人愿意捐献，你将获得 0.28 个实验筹码；如果其他人中有 4 人愿意捐献，你将获得 0.33 个实验筹码；如果其他人中有 5 人愿意捐献，你将获得 0.37 个实验筹码；如果其他人中有 6 人愿意捐献，你将获得 0.40 个实验筹码；如果其他人中有 7 人愿意捐献，你将获得 0.42 个实验筹码；如果其他人中有 8 人愿意捐献，你将获得 0.44 个实验筹码；如果其他人中有 9 人愿意捐献，你将获得 0.45 个实验筹码；如果其他人中有 10 人愿意捐献，你将获得 0.46 个实验筹码；如果其他人中有 11 人愿意捐献，你将获得 0.46 个实验筹码。现在，请决定，你是否愿意捐献。如果想成为捐献者，请勾选下面的选择框，否则让它空着。

□本轮决策中，我愿意成为捐献者，我愿意捐献。

上述捐献者的退款激励相当于优先权条件下个体激励的期望价值。考虑到优先权分配条件下，个人选择捐献会对其他捐献者产生较强的正外部效应，因此退款最终建立在其他捐献者的数量基础上，退款额度的大小随着其他捐献者人数的上升而增加，这区别于第 4 章中的折扣组。折扣组仅仅考虑了成本的降低，没有考虑正外部效应。实验中被试在每一轮的收益等于每一期累计收益减去成本（如果愿意捐献，成本为 1 个实验筹码；如果不愿意捐献，成本为零）再加上人道主义救助（如果是捐献者得到人道主义救助，补贴大小基于该轮捐献人数）。

（2）退出且救助组

退出且救助组与控制组相比，存在两方面的差别：一是默认原则；二是若愿意成为捐献者，在实验结束时会有一个退款的补贴。在这组中，被试被默认为器官捐献者，在做捐献决定前，所有被试被告知，愿意捐献者在实验结束时将有一个退款的补贴。器官分配原则还是先到先得。该组的选择描述如下：

在本轮中，你被默认为器官捐献者。若你愿意捐献，本轮你需要支付 0.8 个实验筹码的成本。请注意，若你愿意捐献，在本轮实验结束时你将获得一个额外的报酬补贴，补贴额度的大小依赖于该轮中愿意捐献的人数。如果没有其他人愿意捐献，你将获得 0.00 个实验筹码；如果其他人中有 1 人愿意捐献，你将获得 0.10 个实验筹码；如果其他人中有 2 人愿意捐献，你将获得 0.20 个实验筹码；如果其他人中有 3 人愿意捐献，你将获得 0.28 个实验筹码；如果其他人中有 4 人愿意捐献，你将获得 0.33 个实验筹码；如果其他人中有 5 人愿意捐献，你将获得 0.37 个实验筹码；如果其他人中有 6 人愿意捐献，你将获得 0.40 个实验筹码；如果其他人中有 7 人愿意捐献，你将获得 0.42 个实验筹码；如果其他人中有 8 人愿意捐献，你将获得 0.44 个实验筹码；如果其他人中有 9 人愿意捐献，你将获得 0.45 个实验筹码；如果其他人中有 10 人愿意捐献，你将获得 0.46 个实验筹码；如果其他人中有 11 人愿意捐献，你将获得 0.46 个实验筹码。若你不愿意捐献，本轮你需要支付 0.2 个实验筹码的覆盖默认状态的成本。现在，请决定，你是否愿意捐献。如果不想成为捐献者，请勾选下面的选择框，否则让它空着。

□本轮决策中，我不愿意成为默认的捐献者，我不想捐献。

在退出且救助组中，由于默认实验参加者为器官捐献者，若被试想改变默认状态，不愿意捐献，需支付 0.2 个实验筹码的成本。若愿意捐献，成为默认的捐献者，则需支付 0.8 个实验筹码的捐献成本。同时，若选择愿意捐献，在本轮实验结束时捐献者将获得一个额外的报酬补贴，补贴额度的大小基于该轮中愿意捐献的人数，具体如上面所述。这样实验中被试在每一轮的收益也相应地发生变化，等于每一期的累计收益减去成本（如果愿意捐献，成本为 0.8 个实验筹码；如果不愿意捐献，成本为 0.2 个实验筹码）再加上人道主义救助（如果是捐献者得到人道主义救助，补贴大小基于该轮捐献人数）。

同样，在每一局实验的最后，我们也附加了 3 个小问题：①你的性别;②在现实生活中你知道如何注册成一名器官捐献者吗?③我们想提供一些有关器官捐献的信息,如果你有兴趣,你愿意接受我们的器官捐献传单吗?

5.2 人道主义救助与默认机制结合对助推器官捐献登记的影响

我们通过微信水滴平台在浙江财经大学招募了168名大学生被试参加本次实验,其中女生102人,男生66人。所有被试都是自愿报名,并利用空余时间参加实验。实验地点为浙江财经大学文化中心三楼经济行为与决策研究中心实验室。实验使用z-Tree3.5.1编程(Fischbacher,2007),被试全程通过计算机操作完成,实验时间持续约1个小时,被试人均获得约34.1元报酬。实验室每台计算机位置都有一个编号,被试进入实验室即抽取座位编号。每局全部12个被试到齐后,实验员会分发实验注意事项和实验说明举例,并进行讲解。讲解完后,实验员会询问被试是否理解实验说明,如有疑问可举手示意,实验员进行解释。被试被强调,实验中每个参加者的个体决策和收益信息都是匿名且保密的,仅由本人知道。实验结束后,实验员通过支付宝转账直接支付被试应得报酬。

图5-1显示了本实验所有局中被试在不同实验组下每一轮器官捐献率的结果。

虚线加圆形线代表"*control*",描绘了控制组下实验被试在每一轮

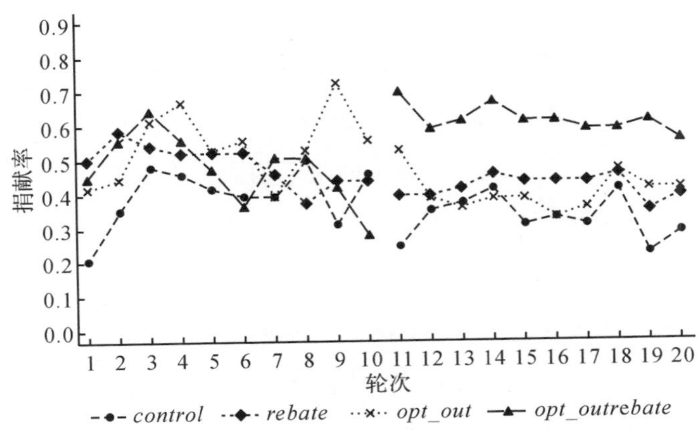

图 5-1　人道主义救助和默认机制结合下实验中不同组每轮次的捐献率

器官捐献率的大小；虚线加菱形线代表“*rebate*”，描绘了救助组下实验被试在每一轮器官捐献率的大小；虚线加叉号线代表“*opt_out*”，描绘了退出组下实验被试在每一轮器官捐献率的大小；虚线加三角形线代表“*opt_outrebate*”，描绘了退出且救助组下实验被试在每一轮器官捐献率的大小。中间 10 轮之后的断层代表实验中该组被暂停打断转而参加另一种条件下的实验。如表 5-2 所示，一局实验 12 个被试前面 10 轮参加控制组，后面 10 轮参加救助组等，或者反过来，一共是 14 局实验。因此，前面 10 轮控制组捐献率线代表 4 组被试在前 10 轮中参加控制组实验下每一轮做出捐献决定的百分比，这组被试在随后的 10 轮中分别参与了另外 3 种救助组、退出组和退出且救助组下的一种。实验的后面 10 轮控制组捐献率线代表 4 组被试在前 10 轮中参加救助组、退出组和退出且救助组下的一种实验，这些组在随后的 10 轮中参加控制组实验下每一轮做出捐献决定的百分比。

在前面10轮中,控制组、救助组、退出组和退出且救助组下平均捐献率为0.398、0.490、0.542、0.472,救助组和退出且救助组平均捐献率差别非常小,退出组平均捐献率相比控制组要稍微高一些,但总体差距不大。这在图5-1中表现为4条不同组下的器官捐献率线交错在一起。在被试熟悉实验规则后,后面10轮中,控制组、救助组、退出组和退出且折扣组下平均捐献率为0.329、0.419、0.406、0.611,救助组和退出组平均捐献率几乎没有差别,但是退出且救助组下平均捐献率比控制组提高了28.2%,比救助组和退出组提高了约20%,差别非常显著,在图5-1中表现为退出且救助组下器官捐献率线明显高于另外3条捐献率线。救助组和退出组平均捐献率2条线高于控制组线。从中也说明,当被试熟悉规则后,人道主义救助形式的退款补贴、将进入框架转向退出框架对器官捐献的助推效应都有一个促进作用,作用大小几乎相同,而联合人道主义救助和改变默认规则的双重助推对器官捐献的影响最为显著。

上述对图5-1的分析,针对的是实验中不同组每轮次捐献率,即将不同实验组下每一轮实验中被试选择捐献决策的人数除以参加该种条件下这一轮所有的被试人数来计算得到。下面我们将从被试个体的角度来分析不同实验组下个体捐献率,即对每一个被试来说,在同一种实验条件下10轮决策中决定捐献的轮次除以总共实验的轮次10,从而得到个体捐献率。表5-3给出了不同实验组下个体捐献率的描述性统计。整个实验共168个被试,平均个体捐献率是0.451。从所有轮个体捐献率平均值来看,控制组最低,为0.364;救助组和退出组分别为0.454和0.473;退出且救助组最高,为0.542。

表 5-3　不同实验组下个体捐献率的描述性统计

变　量	样本数	均值	标准差	最小值	最大值
个体捐献率	3360	0.451	0.27	0	1
所有轮控制组个体捐献率	960	0.364	0.26	0	1
1—10 轮控制组个体捐献率	480	0.398	0.20	0	1
11—20 轮控制组个体捐献率	480	0.329	0.30	0	1
所有轮救助组个体捐献率	960	0.454	0.28	0	1
1—10 轮救助组个体捐献率	480	0.490	0.25	0	1
11—20 轮救助组个体捐献率	480	0.419	0.30	0	1
所有轮退出组个体捐献率	720	0.473	0.27	0	1
1—10 轮退出组个体捐献率	360	0.542	0.22	0	1
11—20 轮退出组个体捐献率	360	0.406	0.30	0	1
所有轮退出且救助组个体捐献率	720	0.542	0.27	0	1
1—10 轮退出且救助组个体捐献率	360	0.472	0.24	0	1
11—20 轮退出且救助组个体捐献率	360	0.611	0.27	0	1

在此基础上，我们对不同实验组间被试捐献决策的差异性进行了更为严格的威尔科克森秩检验。检验结果如表 5-4 所示。

表 5-4　威尔科克森秩检验结果

组　别	所有轮 检验统计量	1—10 轮 检验统计量	11—20 轮 检验统计量
控制组与救助组	−2.308**	−1.789*	−1.574

续 表

组 别	所有轮检验统计量	1—10 轮检验统计量	11—20 轮检验统计量
控制组与退出组	−2.578***	−2.758***	−1.276
控制组与退出且救助组	−4.149***	−1.334	−4.099***
退出组与救助组	0.327	0.876	0.259
退出组与退出且救助组	−1.530	1.205	−2.958***
救助组与退出且救助组	−1.909*	0.328	−2.749***

注：*、**和***分别表示在10%、5%和1%水平上显著。

威尔科克森秩检验分别采用不同的3个分区数据。第2列包含了所有轮次的数据，第3列数据仅包含前面10轮次，第4列数据仅包含后面10轮次。威尔科克森秩检验结果表明，在所有轮次中，救助组、退出组和退出且救助组捐献率水平显著高于控制组，相应的检验统计值分别为−2.308、−2.578和−4.149。在被试熟悉了相关实验助推规则后，后10轮中，控制组、救助组和退出组的被试捐献决策没有显著差异，只有退出且救助组与控制组、救助组和退出组相比，捐献决策差异显著，相应的检验统计值分别为−4.099、−2.958、−2.749。同时说明，退出且救助组和控制组之间的边际差异要高于退出且救助组与救助组和退出组之间的边际差异。这和前面图5-1得出的结果是一致的。

我们还进行了一系列的概率回归来研究本实验下不同机制对器官捐献决策的边际效应。我们的回归模型采用概率回归，并在此基础上估计了变量的边际效应。表5-5显示了回归分析的结果，估计了在每种实验条件下被试选择成为捐献者的可能性。

表 5-5　概率回归结果

解释变量	概率估计，被解释变量为捐献与否的 1、0 变量			
	回归(1)	回归(2)	回归(3)	回归(4)
Rebate	0.091*** (0.022)	0.090*** (0.031)	0.080** (0.031)	0.080*** (0.031)
Opt_out	0.111*** (0.024)	0.141*** (0.034)	0.133*** (0.034)	0.133*** (0.034)
Opt_out/rebate	0.177*** (0.024)	0.073** (0.034)	0.065* (0.034)	0.064* (0.034)
Second Treatment		−0.071** (0.032)	−0.073** (0.032)	−0.073** (0.032)
*ST * Rebate*		0.002 (0.045)	0.007 (0.045)	0.006 (0.045)
*ST * Opt_out*		−0.062 (0.048)	−0.059 (0.048)	−0.060 (0.048)
*ST * Opt_out/ rebate*		0.207** (0.048)	0.204** (0.048)	0.205** (0.048)
Earnings LR			0.005 (0.003)	0.005 (0.003)
Received an Organ LR			0.081*** (0.029)	0.080*** (0.029)
Benefit of Organ Received LR			0.000 (0.006)	0.000 (0.006)
Male				−0.014 (0.018)

续 表

解释变量	概率估计，被解释变量为捐献与否的 1、0 变量			
	回归(1)	回归(2)	回归(3)	回归(4)
Flier				0.009 (0.019)
N	3360	3360	3360	3360
Chi2	55.44	92.66	116.36	117.45
Pseudo R2	0.012	0.020	0.025	0.025

注：表 5-5 中的变量系数是边际效应，概率回归结果中的*、**和***分别表示在 10%、5%和 1%水平上显著。

回归(1)中独立变量的概率回归包括 3 个不同组的虚拟变量，即救助组、退出组、退出且救助组，参照组是控制组的捐赠决策。回归(1)中"*Rebate*""*Opt_out*""*Opt_out/rebate*"3 个变量系数都为正，且非常显著，表明在 20 轮中当被试处于救助组、退出组和退出且救助组这 3 种条件下的某一种时，要比控制组高 9.1%—17.7%的可能性选择捐献。这个发现在表 5-5 回归(2)—(4)的结果中也能看到。这表明人道主义救助、从加入框架转向退出框架，以及两者结合都能对个体器官捐献产生明显的助推效应。

回归(2)通过 11—20 轮为 1 与不同局条件的交叉虚拟变量分离了前面 10 轮和后面 10 轮不同实验条件对器官捐献的影响效应。"*Second Treatment*"变量系数显著为负，表明在实验后面的 10 轮中，被试在控制组时选择捐献的可能性降低了 7.1%。"*ST * Opt_out/rebate*"即后半场与退出且救助组的交互项系数显著为正，说明当被试在参与了另一个实验条件下的组后参与退出且救助组，对捐献率有更强的影响效应，捐献的可能性提高约20%。这个发现在表5-5回归(3)和回归(4)的结果中也能看到。这一发现表明，在被试熟悉相应助推规则后，将人道主义救助形式的退款补贴与退出机制下的默认推定同意相结合，捐献率就能显著提高。

回归(3)控制了前面轮次的信息对后一轮次捐献决策的影响。回归(3)中"*Earnings LR*"变量代表被试在上一轮中获取的收益。"*Received an Organ LR*"变量是0、1虚拟变量，被试如果在前一轮中得到过他人捐献的B器官，则等于1。"*Benefit of Organ Received LR*"变量代表前一轮次中被试在得到捐献的B器官之后获得的收益累计。"*Received an Organ LR*"变量系数显著为正，表明如果在前一轮中接受过B器官，受试者的捐献率会增长8.1%。

回归(4)控制了被试者的人口统计信息。"*Male*"变量为男性等于1的虚拟变量。从回归结果看，在捐献决策中，不同的条件对于男性或者女性的捐献决策没有显著差异。

5.3 本章小结

在本章中，我们将捐献后的人道主义救助形式的退款补贴与默认机制进行结合，通过实验室实验来分析给予被试捐献后的人道主义救助、从加入框架的知情同意改为退出框架的默认同意，以及人道主义救助联合退出机制对于个体器官捐献决策的助推影响。从我们的实验结果来看，当被试处于救助组、退出组和退出且救助组这 3 种条件下的某一种时，要比控制组高 9.1%—17.7%的可能性选择捐献。从而表明人道主义救助形式的退款补贴、从加入框架转向退出框架，以及两者结合都能对个体器官捐献产生明显的助推效应。从所有轮次看，相比单独的人道主义救助形式的退款补贴和单独的退出机制，退款补贴和退出机制两者的结合对个体器官捐献的助推效应更大。这个影响在被试熟悉了助推规则后的后 10 轮实验中更为明显。上文的图 5-1、表 5-4 威尔科克森秩检验结果，以及表 5-5 概率回归(1)—(4)的结果都支持了上述结论。

在我们的实验中，为了将降低捐献登记成本的折扣优惠、人道主义救助形式的退款补贴与优先权分配进行助推效应的横向比较，使得捐献者的退款激励相当于优先权条件下私人激励的期望价值，对于退款具体数额的设定，我们直接采用凯斯勒和罗斯(Kessler & Roth,2012)实验中通过 100 万轮仿真实验模拟计算得到的数值设定。人道主义救助形式的退款补贴额在 0—0.46 个实验筹码，而实验中作为健康者的收益为 1 个实验筹码，覆盖默认选择的成本为 0.2 个实验筹码，捐献成本为 0.8 个实验筹码，和第 4 章降低捐献登记成本与默认机制结合的实验一样，设置的收益、成本大小对于被试来说，数额过低，导致实验中退款补贴、退出机制助推激励对个体捐献决策的影响不是非常明显，尤其在被试刚刚开始实验的前面 10 轮，还不是很熟悉实验规则的时候，在一定程度上会影响实验结果的显著性。所幸我们的目的不在于考虑退款补贴、退出机制对于个体器官捐献决策影响的绝对效应，而是要考虑在同等助推强度下，不同助推措施，如降低捐献登记成本、退款补贴，以及优先权分配结合退出机制对于个体器官捐献决策的相对影响。因此，我们还要根据第 4 章的降低捐献登记成本与默认机制的结合实验、第 6 章的优先权分配与默认机制的结合实验来分析。

6 助推中国器官捐献登记的实验研究
——优先权分配与默认机制的结合

6.1 优先权分配与默认机制结合的实验设计

在第 4 章和第 5 章中，我们分别讨论了降低捐献登记成本和给予捐献者人道主义救助与默认机制的结合对器官捐献助推的影响效应。在这两个实验中，捐献的器官分配原则采用先到先得。也就是说，谁在等候捐献器官的队伍中等候时间久，排位就在前面，能够先获取捐献器官。事实上，除了通过降低捐献成本、给予捐献者人道主义救助形式的退款补贴来试图提高器官捐献率外，改变器官分配规则，采取优先权分配，也可以激励人们捐献器官，即对于事先已登记为器官捐献者的个体，当他们本身也需要器官移植时，给予他们在器官移植等候中的优先获取权。

在现实中，以色列在知情同意框架下，为提高器官捐献率，在捐献器官分配制度上引入了优先分配机制。2010 年 1 月，以色列通过新的

《器官移植法》,用以指导管理器官捐献和分配工作。为鼓励个人捐献器官,新法律引入了优先分配权。个人如果签署了器官捐献卡,或者直系亲属签署了器官捐献卡,或者同意死后捐献器官就可以获得优先分配权。由此产生的分层系统包括特级优先权、常规优先权和二级优先权。特级优先权针对那些同意捐献已经死亡的直系亲属的器官的人,或者本人已经捐献过肾脏、肝叶或者肺叶给一个未指定的接受者的人。常规优先权基于那些签署了器官捐献卡同意在自己死后捐献出器官的人。二级优先权针对自己并不持有捐献卡,但是直系亲属持有捐献卡的人。

新加坡和智利则在默认推定同意的基础上采取了优先分配权,将默认同意与优先权结合起来,以提高器官捐献率。1987 年,新加坡通过《人体器官移植法令》,该法律将优先规则应用于选择退出制度。如果一个人选择拒绝死后捐献自己的器官,那么他们也就放弃了今后万一自己需要器官移植时的优先获取权。智利也于 2010 年 1 月通过《器官捐献法》,建立了推定同意法则和移植协调委员会。2013 年 10 月对该法进行修订,修订要求个人如果想成为非捐献者必须要提交公证声明,即非捐献者注册表。修正法案同时宣称:"在其他条件保持不变的情况下,那些没有注册为非捐献者将有权优先分配器官用于移植。"

我们国家自 2010 年起,先在个别省市,如湖北省、云南省、天津市、重庆市等的《人体器官捐献条例》中引入了优先分配权。《重庆市遗体和人体器官捐献条例》中还规定捐献者的配偶、父母或者子女在需要捐献器官时可享有器官优先分配权,而湖北省则将优先权权利从配偶、父母、子女扩展到捐献人的兄弟姐妹、祖父母、外祖父母、孙子女、外孙子女。2018年8月，国家卫生健康委员会发布的《关于印发中国人体器官分配与共享基本原则和核心政策的通知》(国卫医发〔2018〕24号)中规定，为鼓励公民逝世后器官捐献，同一分配层级内符合以下条件的肾脏移植等待者，在排序时将获得优先权：一是公民逝世后器官捐献者的直系亲属、配偶、三代以内旁系血亲；二是登记成为中国人体器官捐献志愿者3年以上。此外，当人们在志愿登记时，报名登记须知中直接列出：根据国家人体器官分配与共享核心政策，登记成为人体器官捐献志愿者3年以上，在本人需要器官移植时将获得优先权。

由此可知，国外也好，国内也好，都已经在器官捐献分配中引入了优先分配权，但优先权的分配对一国器官捐献事业会产生多大的助推激励呢？与退出默认同意相比，两者对器官捐献的助推效应是否等同？像新加坡和智利一样，将优先权与默认机制结合，对捐献率的助推作用是否要超过单独的优先权分配和退出默认机制的影响？为回答这些问题，在本章中，我们同样设计了一个2×2实验室实验，将优先权分配与默认机制结合起来，分析其对中国器官捐献影响的助推效应。实验设计如表6-1所示，具体分为控制组、优先组、退出组和退出且优先组。控制组代表默认不同意且捐献器官分配规则采取先到先得原则。其余3个对照组中，优先组代表默认不同意条件下但捐献器官分配规则采取优先权分配；退出组代表默认同意条件下捐献器官分配规则采取先到先得原则；退出且优先组代表默认同意条件下且捐献器官分配规则采取优先权分配。

表 6-1 优先权分配和默认机制的结合

	无优先权	有优先权
默认不同意(加入捐献)	控制组	优先组
默认同意(退出捐献)	退出组	退出且优先组

同样为了控制实验的顺序效应,我们将不同组的实验顺序进行轮换,一共对应 12 局,在控制组和优先组,以及优先组和控制组实验局上分别又加了一局,所以一共 14 局,具体如表 6-2 所示。每一局实验由 20 轮组成。被试在前 10 轮参与实验中的某个组,10 轮后被中断实验,由实验员告知,在接下来的实验中,将改变实验条件,并重新解释实验规则,接着被试在剩下的 10 轮中参与实验中的另一个组。一局实验由 12 个被试组成,每一局实验都是独立的。实验局与实验局之间的次序是没有关系的。

表 6-2 优先权分配和默认机制结合实验的 14 局

1—10 轮	11—20 轮			
	控制组	优先组	退出组	退出且优先组
控制组	无	2 局	1 局	1 局
优先组	2 局	无	1 局	1 局
退出组	1 局	1 局	无	1 局
退出且优先组	1 局	1 局	1 局	无

其余实验设计同本书第 4 章中的规则,这里不再重复。对于控制组和退出组,设定也保持不变,变化的是优先组和退出且优先组。下面

对这两组进行详细说明。

(1)优先组

优先组与控制组的区别在于等候队伍中的位次问题。在这一组中,默认选择个体为非器官捐献者。那些愿意捐献,想成为捐献者的被试,需支付1个实验筹码的成本,即0.2个实验筹码的覆盖默认状态的选择成本和0.8个实验筹码的捐献成本。但在做捐献决定前,所有被试被告知,那些选择成为器官捐献者会得到一个优先分配权,即当他本人也需要器官移植时,在等候名单上会优先获取捐献器官。因此,在这一组中,被试在等候队伍中的位次受两个因素影响:一是是否成为一个器官捐献者,二是他们已经等待的时间。比如,被试1不是一个器官捐献者,他在等候队伍中已经等候了4期,但被试2是一个器官捐献者,他在等候队伍中已经等候了3期,那么被试2排在被试1之前。该组的选择描述如下:

> 在本轮中,你被默认为非器官捐献者。若你愿意捐献,本轮你需要支付1个实验筹码的成本。若你不愿意捐献,成本为零。请注意,若你愿意捐献,你将获得一个优先分配权,即当你在本轮中自己也需要器官时将比其他非捐献者优先获取。现在,请决定,你是否愿意捐献。如果想成为捐献者,请勾选下面的选择框,否则让它空着。
>
> □本轮决策中,我愿意成为捐献者,我愿意捐献。

在该组下,被试被告知捐献的B器官优先给予最初同意捐献的被试，只有当所有同意捐献的被试需要B器官并且获得满足时，剩余的B器官才会分配给那些事先不同意捐献的被试。在每一个优先组中，B器官的分配原则参照想要得到B器官的被试等待的时间，等待时间长的先获得B器官。优先权产生一个捐献助推激励，注册为捐献者提供了一个较强的正外部效应，因为他们比非捐献者更优先获得捐献的B器官，具体效应大小基于注册为捐献者的被试数量。被试在每一轮的收益等于每一期的累计收益减去成本（如果愿意捐献，成本为1个实验筹码；如果不愿意捐献，成本为零）。

（2）退出且优先组

退出且优先组与控制组相比，存在两方面的差别：一是默认原则，二是等候位次的决定原则。在这组中，被试被默认为器官捐献者，在做捐献决定前，所有受试者被告知，那些不同意器官捐献的人将自动放弃在排队等候队伍中的优先权。移植器官将优先分配给器官捐献者。该组的选择描述如下：

在本轮中，你被默认为器官捐献者。若你愿意捐献，本轮你需要支付0.8个实验筹码的成本。请注意，如果你愿意捐献，你将获得一个优先分配权，即当你在本轮中自己也需要器官时，将比其他非捐献者优先获取。若你不愿意捐献，本轮你需要支付0.2个实验筹码的覆盖默认状态的成本。同时在你本人需要器官时没有优先获取权。现在，请决定，你是否愿意捐献。如果不想成为捐献者，请勾选下面的选择框，否则让它空着。

□本轮决策中，我不愿意成为默认的捐献者，我不想捐献。

在该组下，优先权分配等同于优先组，与优先组的区别在于默认规则的不同。优先组默认为非捐献者，本组默认为个体是器官捐献者。在退出且优先组下，被试在每一轮的收益等于每一期的累计收益减去成本（如果愿意捐献，成本为0.8个实验筹码；如果不愿意捐献，成本为0.2个实验筹码）。

同样，在每一局实验的最后，我们也附加了3个小问题：①你的性别；②在现实生活中你知道如何注册成一名器官捐献者吗？③我们想提供一些有关器官捐献的信息，如果你有兴趣，你愿意接受我们的器官捐献传单吗？

6.2 优先权分配与默认机制结合对助推器官捐献登记的影响

我们通过微信水滴平台在浙江财经大学招募了168名大学生被试参加本次实验，其中女生101人，男生67人。所有被试都是自愿报名，并利用空余时间参加实验。实验地点为浙江财经大学文化中心三楼经济行为与决策研究中心实验室。实验使用z-Tree3.5.1编程（Fischbacher，2007），被试全程通过计算机操作完成，实验时间持续约1个小时，被试人均获得约34.5元报酬。实验室每台计算机位置都有一个编号，被试进入实验室即抽取座位编号。每局全部12个被试到齐后，实验员会分发实验注意事项和实验说明举例，并进行讲解。讲解完后，实验员会询问被试是否理解实验说明，如有疑问可举手示意，实验员进行解释。被试被强调，实验中每个参加者的个体决策和收益信息都是匿名且保密的，仅由本人知道。实验结束后，实验员通过支付宝转账直接支付被试应得报酬。

图 6-1 显示了本实验所有局中被试在不同实验组下每一轮器官捐献率的结果。

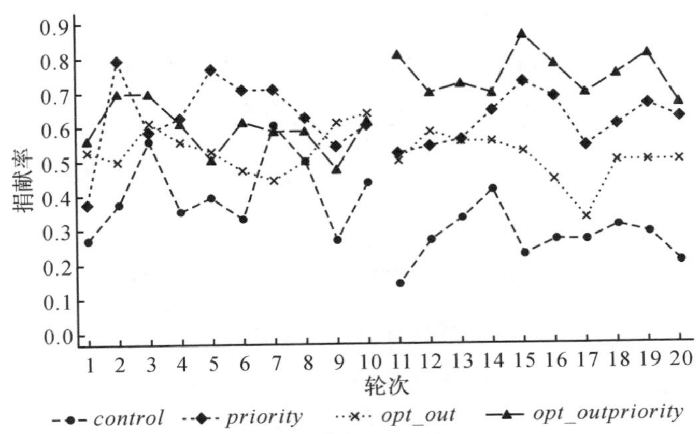

图 6-1　优先权分配和默认机制结合下实验中不同组每轮次捐献率

虚线加圆形线代表“*control*”，描绘了控制组下实验被试每一轮器官捐献率的大小；虚线加菱形线代表“*priority*”，描绘了优先组下实验被试每一轮器官捐献率的大小；虚线加叉号线代表“*opt_out*”，描绘了退出组下实验被试每一轮器官捐献率的大小；虚线加三角形线代表“*opt_outpriority*”，描绘了退出且优先组下实验被试每一轮器官捐献率的大小。中间 10 轮之后的断层代表实验中该组被暂停打断转而参加另一种条件下的实验。如表 6-2 中所列，一局实验 12 个被试前面 10 轮参加控制组，后面 10 轮参加救助组等，或者反过来，一共是 14 局实验。因此，前面10轮控制组捐献率线代表4组被试在前10轮中参加控制组实验下每一轮做出捐献决定的百分比，这些组在随后的10轮中分别参与了另外3种优先组、退出组和退出且优先组下的一种。实验的后面10轮控制组捐献率线代表4组被试在前10轮中参加优先组、退出组和退出且优先组下的一种实验，这些组在随后的10轮中参加控制组实验下每一轮做出捐献决定的百分比。

在前面10轮中，控制组、优先组、退出组和退出且优先组下平均捐献率为0.410、0.633、0.539、0.592，退出组和退出且优先组平均捐献率差别非常小，两组平均捐献率为50%左右，相比控制组增长了约10个百分点。优先组平均捐献率明显高于其他3组，与控制组相比，超过了20个百分点。这在图6-1中表现为优先组平均捐献率线显著高于其他3条线，控制组平均捐献率线位于最低，退出组和退出且优先组交错居中。但在被试熟悉实验规则后，后面10轮中，控制组、优先组、退出组和退出且优先组下平均捐献率为0.275、0.613、0.500、0.747，退出组捐献率高出控制组22.5%，优先组高出控制组33.8%，而退出且优先组平均捐献率最高，比控制组高出47.2%，增长了172%，差别非常显著，在图6-1中表现为退出且优先组下平均捐献率线位置最高，其次是优先组，然后是退出组，最下面是控制组平均捐献率线。从中说明，当被试熟悉规则后，优先权分配、将进入框架转向退出框架，以及两者联合对器官捐献都有非常显著的促进作用，其中以联合优先权分配和改变默认规则的双重助推对器官捐献的影响最为显著，单独优先权分配助推次之，进入框架转向退出框架对器官捐献的助推效应在这三者中要相对小一些。

上述对图 6-1 的分析，针对的是实验中不同组每轮次捐献率，即将不同实验组下每一轮实验中被试选择捐献决策的人数除以参加该种条件下这一轮所有的被试人数来计算得到。下面我们将从被试个体的角度来分析不同实验组下个体捐献率，即对每一个被试来说，在同一种实验条件下 10 轮决策中选择捐献决定的轮次除以总共实验的轮次 10，从而得到个体捐献率。表 6-3 给出了不同实验组下个体捐献率的描述性统计。整个实验共 168 个被试，平均个体捐献率是 0.531。从所有轮个体捐献率平均值来看，控制组最低，为 0.343；退出组其次，为 0.519；然后是优先组，为 0.623；退出且优先组最高，为 0.669。

表 6-3 不同实验组下个体捐献率的描述性统计

变　量	样本数	均值	标准差	最小值	最大值
个体捐献率	3360	0.531	0.30	0	1
所有轮控制组个体捐献率	960	0.343	0.26	0	1
1—10 轮控制组个体捐献率	480	0.410	0.22	0	1
11—20 轮控制组个体捐献率	480	0.275	0.28	0	1
所有轮优先组个体捐献率	960	0.623	0.25	0	1
1—10 轮优先组个体捐献率	480	0.633	0.23	0	1
11—20 轮优先组个体捐献率	480	0.613	0.27	0	1
所有轮退出组个体捐献率	720	0.519	0.30	0	1
1—10 轮退出组个体捐献率	360	0.539	0.24	0	1
11—20 轮退出组个体捐献率	360	0.500	0.35	0	1

续 表

变 量	样本数	均值	标准差	最小值	最大值
所有轮退出且优先组个体捐献率	720	0.669	0.27	0	1
1—10 轮退出且优先组个体捐献率	360	0.592	0.25	0	1
11—20 轮退出且优先组个体捐献率	360	0.747	0.26	0	1

在此基础上，我们对不同实验组间被试捐献决策的差异性进行了更为严格的威尔科克森秩检验。检验结果如表 6-4 所示。威尔科克森秩检验分别采用不同的 3 个分区数据。第 2 列包含了所有轮次的数据，第 3 列数据仅包含前面 10 轮次，第 4 列数据仅包含后面 10 轮次。威尔科克森秩检验结果表明，无论是所有轮次，还是前 10 轮，抑或是后 10 轮，控制组的捐献率水平显著低于优先组。相应的检验统计值分别为−6.626、−4.323 和−5.082。和控制组与优先组的比较结果类似的是，退出组与退出且优先组的比较结果。但是控制组与优先组，以及控制组与退出且优先组这两组的边际差异都明显大于控制组与退出组的边际差异。这是因为优先组相比控制组个体平均捐献率增长了 82%，退出且优先组相比控制组个体平均捐献率增长了 95%，而退出组相比控制组个体平均捐献率只增长了 51%。就退出且优先组来说，相比退出组和优先组，在前 10 轮中，两组之间被试捐献决策无显著差异。但在被试熟悉捐献助推规则后，后 10 轮中，退出组和优先组的捐献率水平要显著低于退出且优先组，相应的检验统计值分别为−3.039、−2.391。

表 6-4　威尔科克森秩检验结果

组　别	所有轮 检验统计量	1—10 轮 检验统计量	11—20 轮 检验统计量
控制组与优先组	−6.626***	−4.323***	−5.082***
控制组与退出组	−3.842***	−2.402**	−2.955***
控制组与退出且优先组	−6.624***	−2.964***	−5.932***
退出组与优先组	−2.269*	−1.785*	−1.486
退出组与退出且优先组	−2.979***	−0.818	−3.039***
优先组与退出且优先组	−1.215	0.868	−2.391**

注：*、**和***分别表示在10%、5%和1%水平上显著。

我们还进行了一系列的概率回归来研究本实验下不同机制对器官捐献决策的边际效应。由于被解释变量为1、0变量的捐献决策，1表示捐献，0表示不捐献，所以我们的回归模型采用概率回归，并在此基础上估计了变量的边际效应。表6-5显示了回归分析的结果，估计了在每种实验条件下被试选择成为捐献者的可能性。

表 6-5　概率回归结果

解释变量	概率估计，被解释变量为捐献与否的1、0变量			
	回归(1)	回归(2)	回归(3)	回归(4)
Priority	0.270*** (0.020)	0.211*** (0.030)	0.200*** (0.030)	0.200*** (0.030)
Opt_out	0.171*** (0.023)	0.121*** (0.033)	0.113*** (0.032)	0.114*** (0.032)

续 表

解释变量	概率估计,被解释变量为捐献与否的1、0变量			
	回归(1)	回归(2)	回归(3)	回归(4)
Opt_out/priority	0.318*** (0.023)	0.171*** (0.032)	0.171*** (0.032)	0.173*** (0.032)
Second Treatment		−0.138*** (0.031)	−0.136*** (0.031)	−0.137*** (0.031)
*ST * Priority*		0.118*** (0.044)	0.115*** (0.044)	0.116*** (0.043)
*ST * Opt_out*		0.102** (0.047)	0.104** (0.046)	0.104** (0.046)
*ST * Opt_out/priority*		0.300*** (0.047)	0.280*** (0.047)	0.282*** (0.047)
Earnings LR			0.007** (0.003)	0.007** (0.003)
Received an Organ LR			0.085*** (0.029)	0.084*** (0.029)
Benefit of Organ Received LR			0.002 (0.006)	0.003 (0.006)
Male				−0.017 (0.017)
Flier				0.060*** (0.019)
N	3360	3360	3360	3360
Chi2	228.05	269.04	311.43	323.27
Pseudo R2	0.049	0.058	0.067	0.070

注:表6-5中的变量系数是边际效应,概率回归结果中的**和***分别表示在5%和1%水平上显著。

回归(1)中独立变量的概率回归包括 3 个不同组的虚拟变量，即优先组、退出组、退出且优先组，参照组是控制组的捐赠决策。回归(1)中的“*Priority*”“*Opt_out*”“*Opt_out/priority*”3 个变量系数都为正，且非常显著。表明相对于控制组，优先组下个体捐献的可能性增长了 27%。退出组相对于控制组，个体捐献的可能性增长了 17.1%。退出且优先组相对于控制组，个体捐献的可能性增长了 31.8%。这表明优先权分配、从加入框架转向退出框架，以及两者结合都能对个体器官捐献产生明显的助推效应。不同的条件对器官捐献的助推效应是不一样的。从 3 个变量的系数来看，退出且优先组前面的系数最大，说明退出且优先组相比控制组，对器官捐献率的助推效应最大，其次是优先权分配，最后是从加入框架转向退出框架默认同意的选择。

回归(2)通过 11—20 轮为 1 与不同局条件的交叉虚拟变量分离了前面 10 轮和后面 10 轮不同实验条件对器官捐献的影响效应。“*Second Treatment*”变量系数显著为负，表明在实验后面的 10 轮中，被试在控制组时选择捐献的可能性降低了 13.8%。“*ST * Priority*”“*ST * Opt_out*”“*ST * Opt_out/priority*”3 个变量，即后半场分别与优先组、退出组和退出且优先组的交互项系数显著为正，说明当被试在参与了另一个实验条件下的组后参与优先组，或者退出组，或者退出且优先组，对捐献率有更大的影响效应，捐献的可能性会提高 11.8%、10.2%和 30%。这个发现在表 6-5 回归(3)和回归(4)的结果中也能看到。

回归(3)控制了前面轮次的信息对后一轮次捐献决策的影响。回归(3)中“*Earnings LR*”变量代表被试在上一轮中获取的收益。该变量前面系数显著为正，说明被试前一轮的收益，会影响捐赠的可能性。"*Received an Organ LR*"变量是0、1虚拟变量，被试如果在前一轮中得到过他人捐献的B器官，则等于1。"*Benefit of Organ Received LR*"变量代表前一轮次中被试在得到捐献的B器官之后获得的收益累计。"*Received an Organ LR*"变量系数也显著为正，表明如果在前一轮中接受过B器官，受试者的捐献率会增长8.5%。

回归(4)控制了被试者的人口统计信息。"*Male*"变量为男性等于1的虚拟变量。从回归结果看，在捐献决策中，不同的条件对于男性或者女性的捐献决策没有显著差异。"*Flier*"变量衡量了个体接受捐献器官相关知识的愿望。回归结果表明，在现实生活中，如果个体倾向愿意接受相关器官捐献的宣传知识，那么他更有可能选择器官捐献，捐献的可能性会提高6%。

6.3 本章小结

在本章中，我们将优先权分配与默认机制进行结合，通过实验室实验来分析优先权、从加入框架的知情同意改为退出框架的默认同意，以及优先权联合退出机制对于个体器官捐献决策的助推影响。从我们的实验结果来看，无论是图6-1、表6-4威尔科克森秩检验结果，还是表6-5概率回归(1)—(4)的结果，都表明优先权分配、将进入框架转向退出框架，以及两者联合对器官捐献的助推效应都有非常显著的促进作用。在前10轮中，优先组、退出组和退出且优先组的个体捐献率没有显著差异,但明显高于控制组的捐献率水平。当被试熟悉规则后,其中以联合优先权分配和改变默认规则的双重助推对器官捐献的影响最为显著,单独优先权分配助推次之,进入框架转向退出框架对器官捐献的助推效应在这三者中要相对小一些。

我们的结果与李丹阳等人(Li et al.,2013)所观察到的结果是一致的。把分配规则改变为优先规则系统,会使器官捐献率有相当大的提高。从加入框架的知情同意转向退出框架的默认同意,也会促使器官捐献率的上升。此外,结合优先权与退出机制将提供器官捐献率最大的收益,助推效应大大超过每个单独公共政策变化的影响。各国可如新加坡和智利一样,在政策选择上将优先权分配与默认规则结合起来,以达到对器官捐献率更大的提升作用。

我们的实验结果为我国推行优先权分配提供了严格验证和有力支持。那么,在我国当前还是加入框架的知情同意原则下,与默认同意机制相剥离的优先权、降低捐献登记成本、人道主义救助形式的退款补贴3种机制是否会对我国的器官捐献率产生不同的助推作用呢?这部分的分析我们将在第7章中国器官捐献登记的助推机制设计中进一步讨论。

7 中国器官捐献登记的助推机制设计

7.1 器官捐献体系的完善

7.1.1 我国器官捐献面临的关键问题

虽然我国已成立了专门的捐献和移植负责机构，制定了《人体器官捐献协调员管理办法》，但距离完善的移植协调网络的建成还有很大差距。根据《中国红十字报》的数据，截至 2017 年 3 月，全国已培训合格的器官捐献协调员才 1900 余人。尽管我国已经建立了器官分配与共享系统，而且《人体捐献器官获取与分配管理规定》规定了捐献器官必须通过器官分配系统进行分配，并且相关规定也提出涉嫌买卖捐献器官或从事与买卖捐献器官有关活动的医生或医院将构成犯罪，需移交公安机关和司法部门查处，但并未明确规定对违禁行为进行如何处罚。根据 2011 年国家卫生和计划生育委员会(现国家卫生健康委员会)器官捐献研究项目“公众对器官捐献态度”的调查数据，在反对尸体器官捐献或自己不愿意器官捐献的理由中，30.1%(96/319)的受访者担心捐献出去的器官会造成器官买卖。广州社情民意研究中心2012年的一份调查也显示，78%的市民认为，不愿死后器官进行捐献并非受到“对人不尊重”这一传统观念的影响；81%的市民担心的是捐献的器官能否公正地提供给最需要的患者，会不会被医院拿去牟利；等等。民众的担心不无道理。由此可见，当前影响我国器官捐献的最大障碍是民众对器官捐献公信力的质疑。

鉴于此，我们在第4—6章3个实验的基础上又增加了4局实验。通过正负信息的刺激来验证影响器官捐献行为的因素。其中2局实验是控制组加负信息刺激组，另外2局实验是控制组加正信息刺激组。也就是说，被试在这4局实验中，前面10轮先参加控制组，后面10轮参加负信息刺激组或者正信息刺激组。每局实验12人，总共48名被试参加，其中女生27人，男生21人，人均获得报酬约34.7元。控制组等同于前面3章实验中的控制组。负信息刺激组和控制组的唯一区别在于，每一轮决策前我们放了一段负面新闻，实验中的显示页面截图如图7-1所示。正信息刺激组和控制组的唯一区别在于，每一轮决策前我们放了一段正面新闻，实验中的显示页面截图如图7-2所示。

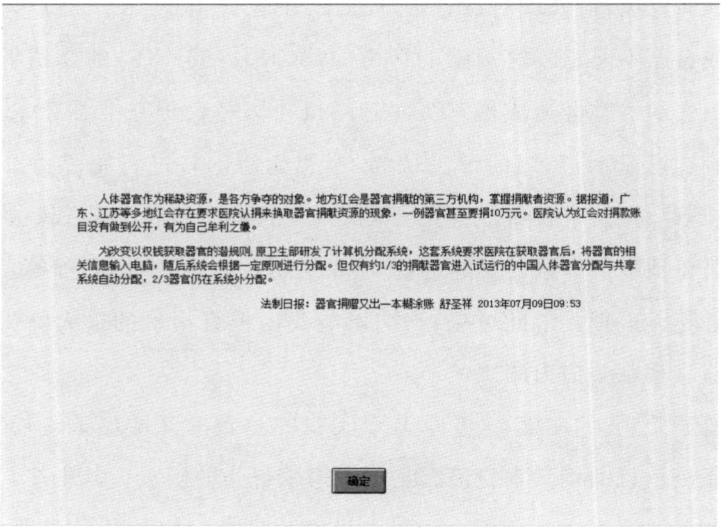

人体器官作为稀缺资源，是各方争夺的对象。地方红会是器官捐献的第三方机构，掌握捐献者资源。据报道，广东、江苏等多地红会存在要求医院认捐来换取器官捐献资源的现象，一例器官甚至要捐10万元。医院认为红会对捐款账目没有做到公开，有为自己牟利之嫌。

为改变以权钱获取器官的潜规则,原卫生部研发了计算机分配系统，这套系统要求医院在获取器官后，将器官的相关信息输入电脑，随后系统会根据一定原则进行分配。但仅有约1/3的捐献器官进入试运行的中国人体器官分配与共享系统自动分配，2/3器官仍在系统外分配。

法制日报：器官捐赠又出一本糊涂账 舒圣祥 2013年07月09日09:53

确定

图 7-1　负信息截图

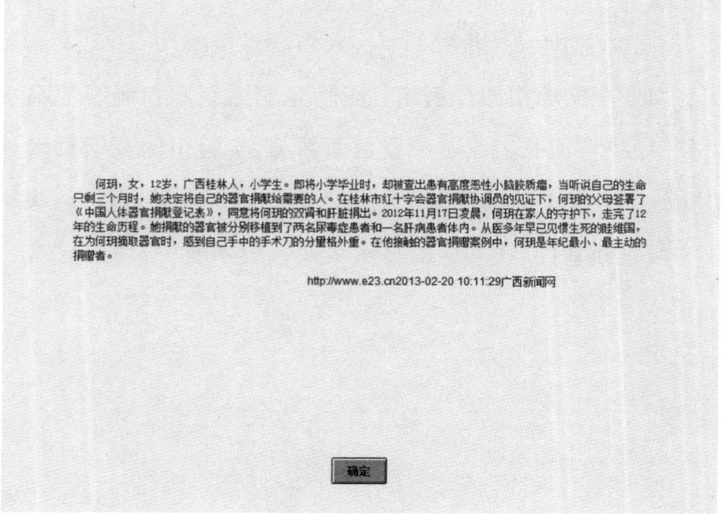
何玥，女，12岁，广西桂林人，小学生。即将小学毕业时，却被查出患有高度恶性小脑胶质瘤，当听说自己的生命只剩三个月时，她决定将自己的器官捐献给需要的人。在桂林市红十字会器官捐献协调员的见证下，何玥的父母签署了《中国人体器官捐献登记表》，同意将何玥的双肾和肝脏捐出。2012年11月17日凌晨，何玥在家人的守护下，走完了12年的生命历程。她捐献的器官被分别移植到了两名尿毒症患者和一名肝病患者体内。从医多年早已见惯生死的眭维国，在为何玥摘取器官时，感到自己手中的手术刀的分量格外重。在他接触的器官捐赠案例中，何玥是年纪最小、最主动的捐赠者。

http://www.e23.cn2013-02-20 10:11:29广西新闻网

确定

图 7-2　正信息截图

从实验结果来看，在控制组加负信息刺激组的实验局中，对比 10 轮中每一轮的捐献率，负信息刺激组下有 7 轮捐献率要低于控制组。在控制组加正信息刺激组的实验局中，正信息刺激组下有 8 轮捐献率要高于控制组。具体如图 7-3 所示。虚线加圆点线代表“*controlneg*”，表示前面 10 轮是没有信息刺激的每一轮被试捐献率，后 10 轮是负信息刺激下的每一轮被试捐献率。虚线加菱形线代表“*controlpos*”，表示前面 10 轮是没有信息刺激的每一轮捐献率，后 10 轮是正信息刺激下的每一轮捐献率。也就是说，两条曲线前 10 轮都是无信息刺激下的控制组，两组平均捐献率为 0.388 和 0.471。我们对这两组同是控制组的被试捐献决策的差异性做威尔科克森秩检验，检验统计量值为 −0.882，p 值为 0.378，检验结果不显著，说明前 10 轮两组控制组个体捐献率决策没有显著差异。后 10 轮两组平均捐献率分别为 0.317 和 0.513，我们对这两组负正信息刺激下的被试捐献决策的差异性做威尔科克森秩检验，检验统计量值为 −2.046，p 值为 0.041，5%水平显著。说明正负信息刺激对捐献率还是有一定影响的，尽管这个影响比较小。造成该现象的主要原因是，在实验设计中，我们仅仅是以简单的信息呈现的方式来观察对被试个体器官捐献行为的影响，而不是把正负信息的披露真正体现在个体捐献决策的成本收益的考量中。

负信息刺激下对捐献登记率的不利影响主要是通过负面信息的披露，即我国器官捐献分配中的不透明导致行为个体对我国器官捐献体系的质疑，从而影响到了捐献决策。因此，对于我国来说，当前尚处于捐献体系的初步建立过程中，要短时期内大幅提高器官捐献率，我们目前能做到而且也必须做的关键一点是一国器官捐献移植体系的改革和

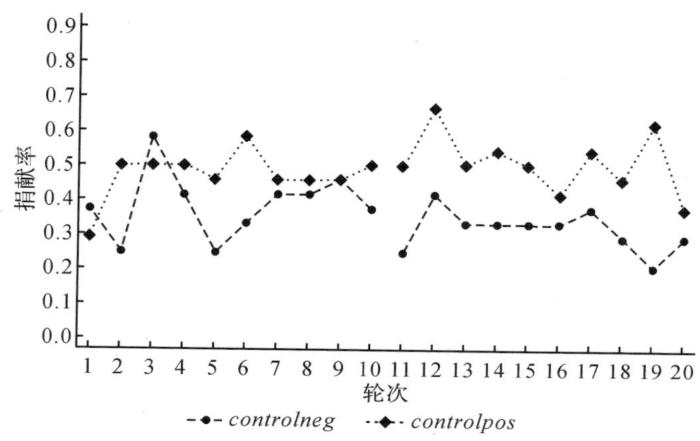

图 7-3　正负信息刺激下器官捐献登记率

完善。下面,我们将以尸体器官捐献率居前两位的国家——西班牙和克罗地亚为例,通过分析这两个国家对器官捐献移植体系和器官捐献移植服务组织进行的改革,为我国提供目前切实可行的经验借鉴。

7.1.2　西班牙、克罗地亚两国器官捐献移植体系的改革经验

在所有采用默认推定同意捐献的欧洲国家中,只有西班牙的器官捐献率超过了美国。这表明尽管西班牙实行了推定同意,但西班牙超高的器官捐献率主要得益于移植服务组织的高效运作(Deffains & Ythier,2010)。1979 年,西班牙颁布第 30 号法令,对器官的获取与移植进行了一般化规定,同时规定公民死亡后器官捐献采用默认规则推定同意的方式,但尸体器官捐献率并没有显著升高。一直到 1989 年国家移植组织建立,西班牙的尸体器官捐献率才明显提高。图 7-4 展示了西班牙 1989—2013 年历年每百万人口的尸体器官捐献率。

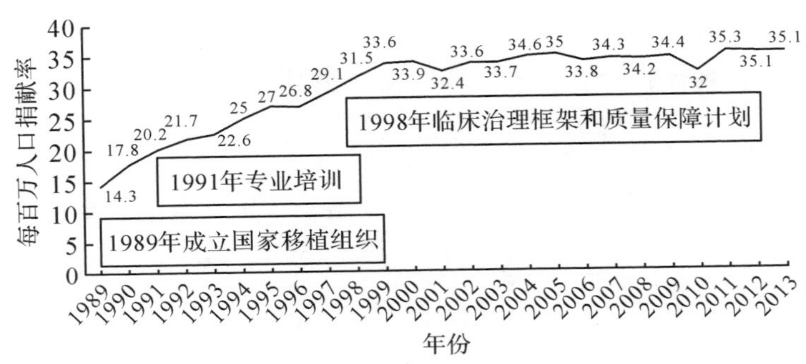

图 7-4　西班牙 1989—2013 年历年每百万人口的尸体器官捐献率①

从图 7-4 中可以看到，西班牙每百万人口尸体器官捐献率从 1989 年的 14.3 上升到 2000 年的 33.9，年均增长率达到 18%。这段时间内尸体器官捐献率的暴涨得益于西班牙 1989 年成立了国家移植组织，构建了移植协调员网络，1991 年提供专业培训，1998 年实施临床治理框架和质量保障计划。2000 年至 2013 年，西班牙的每百万人口尸体器官捐献率一直稳定在 35 左右，居世界首位。西班牙建立国家移植组织、设立移植协调员，在培训和教育上付出巨大努力，同时密切关注媒体动态，对医院进行补偿，对各部门进行适当的整合，促进高效运作，这种模式在国际上被称为“西班牙模式”。

再来看看尸体器官捐献率位居世界第二的克罗地亚历年的情况（见图 7-5）。克罗地亚于 1998 年立法，立法后器官捐献率没有明显上升。2000 年建立了以医院为基础的移植协调员（捐助者协调员）网络后，尸体器官捐献率开始明显上升。之后，克罗地亚采取了一系列改革

① 数据来源：国际器官捐献移植登记网。

措施，对本国的器官捐献体系进行完善，由此推动了尸体器官捐献率的提高。克罗地亚每百万人口的尸体器官捐献率从2000年的2.6上升到2013年的35，年均增长速度达到22%。2013—2015年3年间仅次于西班牙，稳居世界第二。究其原因，得益于该国采取的一系列捐献体系改革措施：2001年建立国家移植组织，2002年实施外部审计、临床治理框架，2003年开展专业培训，2004年通过新的移植法，2006年采取捐献金融支持并设立了国家捐献日，2007年开展国际合作，借鉴国际经验。

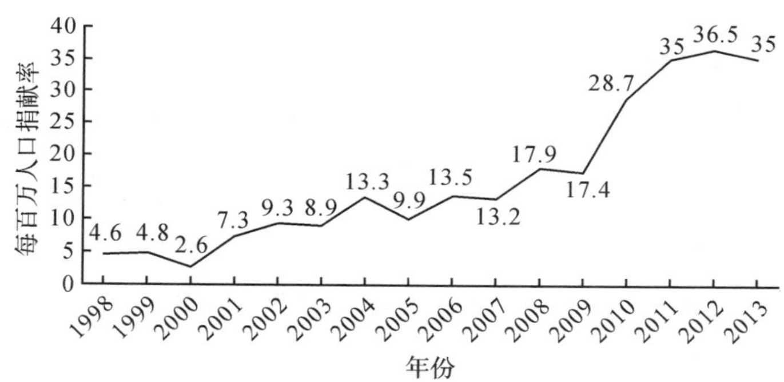

图7-5　克罗地亚1998—2013年历年每百万人口的尸体器官捐献率[①]

综观西班牙和克罗地亚两国对器官捐献移植体系的改革，我们不难看到影响两国尸体器官捐献率显著上升的共同因素，主要包括以下6个方面。

第一，成立专门的捐献和移植负责机构。西班牙尸体器官捐献量的上升源自1989年国家移植组织的建立，这是附属于西班牙卫生与社

① 数据来源：国际器官捐献移植登记网。

会政策部的一个独立的卫生部门，为卫生部监督捐献和移植活动的负责机构。克罗地亚也是如此，于2001年建立国家移植组织。

第二，构建移植协调网络。这是推动器官捐献率上升的关键因素。以西班牙最有特色，其构建了国家、地区和医院3个层面的移植协调网络。国家一级移植组织和17个自治区域协调员提供政策、技术支持，以及国家政策措施之间需要达成区域间共识的对接服务，协调并支持器官获取、分配移植的全过程，来提高捐献器官的数量。医院层面的移植协调员是由特定的采购医院任命的专业人员，大部分是重症监护医生（重症监护者），他们的日常工作是在单位里寻找并发现大批潜在的捐献者、征询家属捐献同意和管理移植全过程。虽然在法律上西班牙奉行的是默认推定同意的政策，但在实际操作中执行的是征询同意的模式。一旦死亡确定，移植协调员将会与死者家属会面，以征询他们的捐献意愿。在提高器官捐献率的贡献中，医院层面移植协调员扮演了极其重要的角色，以至于欧洲议会仿照西班牙移植协调员的作用和职能，于2005年发布了一项议案，要求每一个具备重症监护病房的医院都应该配备移植协调员。克罗地亚器官捐献量的快速提升始于2000年。这一年克罗地亚建立了以医院为基础的移植协调员（捐献者协调员）网络。克罗地亚共有33个医院（地方）协调小组（数量取决于医院的规模和它的捐献潜力），他们的工作受到国家协调机构的人员支持。除了常规工作外，他们还负责捐助者的识别，管理、实现器官和组织捐献。

第三，实施尸体器官捐献全过程的医学训练。1991年西班牙实施了强制性的专业培训。所有专门从事重症监护的医生必须参加特定的尸体器官捐献移植培训。所有医护人员必须接受器官捐献移植手术训练。工作人员直接参与器官捐献的实施过程，以确保他们在所有步骤的捐献过程中得到适当的培训。巴塞罗那大学提供采购管理中的移植器官和移植协调教育计划的学术性支持，该培训计划达到了器官捐献移植社区培训的国际基准，在促进知识传播的同时增强了相关人员参与器官捐献工作的专业能力，成为将潜在捐献者转化成实际捐献者的关键因素。克罗地亚于2003年首次提供临床工作人员的专业培训，包括请求家庭的同意、对话、器官捐献等工作，而且该培训保持一个持续的优先级，并被纳入临床治理框架。

第四，开展尸体器官捐献过程中的质量保障计划。西班牙于1998年开展了一项质量保障计划。质量保障计划是基于所有采购医院重症监护病房死亡病人的一个连续的临床图表审查的。该计划由移植协调员在医院进行的内部审核，以及从其他地区赶来的专家移植协调员进行的外部审核组成。对死者器官捐献的潜力进行跟踪调查，评估表现，不错过任何潜在的捐献机会，并提供质量保障，最终反馈到医院的器官捐献系统。克罗地亚于2002年首次将医院审查作为一项外部质量保障检查程序，并在2010年逐步细化为临床实践改进方案和严格的质量保障计划。

第五，保证对医院的资金支持，以确保与捐献者管理相关的费用不是捐献的障碍。若与器官、组织捐献相关的费用，如操作手术台、人员配备、床位、照顾等费用由政府资助，器官捐献便更有可能发生。在西班牙，政府会分配一个具体的预算，以资助每个医院的捐献管理工作所需的人力和物力。克罗地亚于2006年在医院层面引入了这种确保器官捐献工作顺利的资金支持体系。

第六，落实宣传，扩大公共教育。为了器官和组织捐献率的提高，除了改变临床行为，有关如何成为捐献者，以及支持家人捐献志愿的公共教育也十分重要。西班牙提供 24 小时电话咨询，建立以相互学习为目的的专门会议制度，与记者进行沟通，每年举办一次器官捐献培训研讨会，目的是向记者提供有关器官捐献和移植过程的第一手资料，利用媒体通过正面的新闻传播推广器官捐献。在克罗地亚，这方面的改革从 1998 开始逐步进行。为了扩大宣传，克罗地亚于 2006 年设立了国家捐献日。

7.1.3　中国器官捐献体系进一步完善的借鉴启示

从上述分析可知，对于尚处于捐献体系初步建立中的我国来说，要在短时期内大幅提高器官捐献率，结合我国的具体情况，关键是借鉴西班牙和克罗地亚的经验，改革、完善器官捐献移植体系，借助器官捐献移植服务组织的高效运作，提供系统性的医学训练、公共教育、资金保障等配套支持。具体包括以下 3 个方面。

第一，公开患者排序，透明化器官分配，严惩买卖器官行为，确立捐献体系公信力。我们认为影响我国当前器官捐献的最大障碍是民众对器官捐献公信力的质疑。反观捐献率高的一些国家，器官分配不仅公正，而且整个过程是透明的。比如美国，其各地的器官信息都可以在美国器官供应移植网上查询，患者的排序等待情况都是公开的，不会由于地域关系影响器官信息的获取，所有这些都随时受到公众和卫生行政部门的监督。此外，其器官分配严格根据公认的医学标准，整个配型过程透明化操作。我国已经开通了在线中国人体器官分配与共享计算机系统[1]，分为人体器官捐献人登记及器官匹配系统OPO用户和人体器官移植等待者预约名单系统移植医院用户2个登录口，另外网页还链接卫生行政部门监督平台[2]。但是，对于普通公众来说，信息还是封闭的，无法对我国的器官分配情况进行随时监督。由此可见，要真正确立起我国捐献体系的公信力，捐献器官的分配监督必须对公众开放。借鉴西班牙、美国等国的经验，所有捐献器官信息、患者排序等待情况等应全部公开，透明化捐献器官的分配，让公众看得到，做到真正意义的随时监督。同时，对于买卖器官的个人或组织，加大惩罚力度，以一儆百，以此彻底消除民众的顾虑和质疑。此外，对摘取捐献者器官的医务人员进行严格规范，以打消捐献者担心因为捐献志愿的签署导致医务人员消极救治的顾虑。

第二，强制签署器官捐献卡，扩大潜在器官捐献者，提高器官捐献率。尽管有证据表明，相比推定不同意的加入制度，默认规则推定同意更有助于器官捐献率的提高。如前所述，一部分国家，如法国、西班牙、新加坡，也因此采取了默认规则推定同意。但考虑到我国的情况，传统习俗下保留遗体完整性的想法会使得部分民众抵制推定同意的默认规则，至少在当前，在捐献意识还不是很强烈的情况下，不妨保持目前推定不同意的加入制度。对于如何加入注册，我们可以借鉴其他国家的经验。美国采取的措施是让人们在领取机动车驾照时进行打钩，表明自己对于器官捐献的意愿。德国采取的措施是在医疗保险投保时，投

① 网址为https://www.cot.org.cn/。

② 网址为http://www.nmdi.cn/index.jsp。

保人须在医疗保险公司提供的有关器官移植详细信息征询意见信上明确填写“同意捐献本人器官”或“不同意捐献本人器官”。考虑到在我国，如果让人们在取驾照时签署器官捐献意愿书，可能会因为“感到晦气，不吉利”“怕一语成谶”等传统社会心理而被民众抵制，并且医疗保险在我国尚未人人普及，所以结合我国具体情况，建议规定人们，当在领取自己的身份证时进行打钩，表明自己是否愿意捐献本人器官，在条件成熟时甚至可以强制人们签署器官捐献卡。随着网络的普及，我们国家不仅开通了器官捐献注册网站，一个是中国人体器官捐献管理中心网站，另一个是施予受器官捐献志愿者服务网，而且在支付宝上也开通了链接登记入口，搜索“器官捐献”即可进入“施予受”平台。但是，支付宝上捐献登记入口的位置不明显，很多人并不知道有这个登记入口。因此建议将支付宝上的捐献登记入口单独放到首页，让公众在使用支付宝时能第一眼看到和了解。

第三，借鉴西班牙模式，构建移植协调网络，实施器官捐献全过程的医学训练，对医院提供捐献相关的资金支持，改革、完善我国的捐献体系。西班牙在器官捐献，尤其是尸体器官捐献领域所获得的巨大成功，可谓举世瞩目。部分国家或地区，如克罗地亚、南澳大利亚地区、意大利的托斯卡纳地区，以及拉丁美洲的乌拉圭、古巴和阿根廷等，通过引入西班牙模式的关键因素，有力提高了本国或本地区的器官捐献率。从西班牙和克罗地亚的经验来看，构建国家、地区和医院 3 个层面的移植协调网络是促使器官捐献率上升的关键因素。克罗地亚器官捐献量的快速提升也正是始于建立了以医院为基础的移植协调员（捐献者协调员）网络的 2000 年。所以，要短期提升一国器官捐献率，构建一国移植协调网络体系是关键。对于我国来说，目前虽然已成立了专门的捐献和移植负责机构，也制定了协调员管理办法，但距离完善的移植协调网络的建成还有很大差距。因此，不妨借鉴西班牙模式，构建我国国家、地区和医院3个层面的移植协调网络。同时，为提高捐献质量，实施器官捐献全过程的医学训练，要求所有专门从事重症监护的医生必须参加特定的尸体器官捐献移植培训；所有医护人员必须接受器官捐献移植手术训练；所有相关工作人员直接参与器官捐献全过程，以确保他们在所有步骤都得到适当的培训。另外，保证对医院的资金支持，以确保与捐献者管理相关的费用不会成为捐献的障碍。稳定的经费来源，将有助于打消民众对相关部门在器官捐献中的经济动机的疑虑，再结合透明化的器官分配与共享体系，能进一步提升我国捐献体系在民众中的信任度。

7.2 器官捐献登记助推机制的逐步推进

7.2.1 现阶段我国知情同意前提下器官捐献登记助推机制的设计

在第4—6章中，我们分别分析了降低捐献登记成本、人道主义救助和优先权分配与知情同意、推定同意不同默认机制的结合对器官捐献行为助推效应的影响。对于当前采取的是知情同意即默认个体为非捐献者的我国来说，我们更感兴趣的是上述降低捐献登记成本、人道主义救助和优先权分配与退出机制剥离后对器官捐献是否能带来相应的助推效应。考虑到我们前面 3 个实验中的每一局实验都是独立进行的，所以不妨碍我们从每个实验中分别抽出 4 局，即控制组加折扣组 2 局，折扣组加控制组 2 局，控制组加救助组 2 局，救助组加控制组 2 局，控制组加优先组 2 局，优先组加控制组 2 局，一共 12 局，构成默认不同意前提下单独考察降低捐献登记成本、人道主义救助和优先权分配对器官捐献效应影响的实验局。12 局实验的组合具体如表 7-1 所示。每局被试 12 人，一共 144 人。

表 7-1 默认不同意前提下控制组、折扣组、救助组和优先组的 12 局组合

1—10 轮	11—20 轮			
	控制组	折扣组	救助组	优先组
控制组	无	2 局	2 局	2 局
折扣组	2 局	无	无	无
救助组	2 局	无	无	无
优先组	2 局	无	无	无

图 7-6 展示了默认为非捐献者的知情同意下，控制组、折扣组、救助组和优先组器官捐献率的大小。虚线加圆形线表示“*control*”，代表控制组下实验被试每一轮器官捐献率的大小；虚线加菱形线表示“*discount*”，代表折扣组下实验被试每一轮器官捐献率的大小；虚线加叉号线表示“*rebate*”，代表救助组下实验被试每一轮器官捐献率的大小；虚线加三角形线表示“*priority*”，代表优先组下实验被试每一轮器官捐献率的大小。中间 10 轮之后的断层代表实验中该组被暂停打断转而参加另一种条件下的实验。

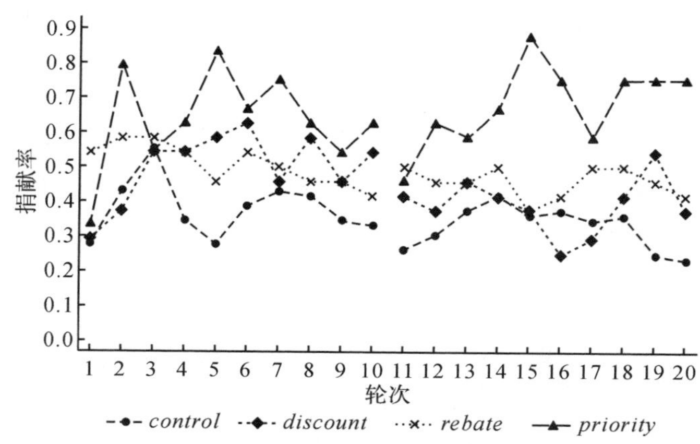

图 7-6　默认为非捐献者的知情同意下不同组别的器官捐献率

无论是前面 10 轮还是后面 10 轮,优先权条件下对器官捐献有非常明显的助推效应。在最开始的 10 轮中,优先组下器官捐献率平均达到 63.3%,而控制组下平均达到 38.1%。在随后的 10 轮中,优先组下器官捐献率平均达到 67.9%,而控制组下平均达到 32.9%。优先组下的器官捐献率是控制组下器官捐献率的 2 倍多,这说明优先权的分配规则显著影响了器官捐献。在图 7-6 中表现为优先组下器官捐献率线明显高于其他 3 条线。相比控制组,优先组提供了一个助推激励,即当他成为捐献者后,一旦本人也需要器官时提高了获得捐献 B 器官的可能性。它还给其他捐献者提供了一个相对较强的正外部效应,即当一个被试决定同意捐献时,其他的捐献者更容易获得收益。

为了比较折扣组、救助组和优先组对器官捐献助推效应的大小,我们在实验初始设置助推激励条件时,直接采用凯斯勒和罗斯(Kessler & Roth,2012)实验中的设定,保证了退款额、折扣额和优先权带给被试的期望效应相等。救助组复制了优先组情况下对捐献者带来的期望收益，提供了和优先权同样的直接助推效应，同时退款额度的补贴随着捐献者人数的增加而增加，也复制了对其他捐献者来说产生的相对较强的正外部效应。折扣组相对于控制组，仅仅为捐献者减少了成本，折扣优惠面向所有捐献者，因此对其他捐献者并没有提供任何正外部效应。从前 10 轮中看，折扣组平均捐献率为 50%，救助组平均捐献率为 50.8%，都高于控制组下的平均捐献率 38.1%。从后 10 轮中看，折扣组平均捐献率为 39.2%，救助组平均捐献率为 45.8%，都高于控制组下的平均捐献率 32.9%。这说明降低捐献登记成本的折扣优惠和人道主义救助形式的退款补贴也会促进器官捐献率的提高。

表 7-2 的威尔科克森秩检验结果表明，在所有轮次中，控制组的捐献率水平显著低于优先组，相应的检验统计值分别为−1.742、−2.669 和−6.336。控制组与优先组的边际差异要大于控制组与救助组的边际差异，而后者又大于控制组与折扣组的边际差异。这也说明，在器官捐献率的影响因素中，优先权助推效应最大，其次是人道主义救助形式的退款补贴，最后是降低捐献登记成本的折扣优惠。

表 7-2　威尔科克森秩检验结果

组　别	所有轮 检验统计量	1—10 轮 检验统计量	11—20 轮 检验统计量
控制组与折扣组	−1.742*	−1.473	−1.183
控制组与救助组	−2.669***	−1.875*	−1.831*
控制组与优先组	−6.336***	−4.346***	−4.379***

续 表

组 别	所有轮 检验统计量	1—10 轮 检验统计量	11—20 轮 检验统计量
折扣组与优先组	−3.649***	−1.644	−3.505***
救助组与优先组	−3.001***	−1.640	−2.551**
折扣组与救助组	−0.712	−0.343	−0.736

注：*、**和***分别表示在10%、5%和1%水平上显著。

表7-3中的概率回归也支持上述结论。回归结果(1)中“*Discount*”“*Rebate*”“*Priority*”虚拟变量前面的系数符号都为正且显著，表明在所有轮次中，相比于控制组，折扣组捐献率的增长在9%—11.5%之间，救助组捐献率的增长在11.3%—12.5%之间，优先组捐献率的增长在22.5%—29.4%之间。这说明降低捐献登记成本、人道主义救助形式的退款补贴和优先权都会促进器官捐献率的提高。在相对效应上，优先权的助推最为显著，人道主义救助形式的退款补贴次之，最后是降低捐献登记成本。尤其在后面10轮中，后半场与优先组的交互项系数显著为正，说明当被试在参与了另一个实验条件下的组后转而后半场参与优先组，对捐献率有更强的影响效应。

表7-3 概率回归结果

解释变量	概率估计，被解释变量为捐献与否的1、0变量			
	回归(1)	回归(2)	回归(3)	回归(4)
Discount	0.090*** (0.025)	0.115*** (0.035)	0.109*** (0.035)	0.112*** (0.035)

续　表

解释变量	概率估计，被解释变量为捐献与否的 1、0 变量			
	回归(1)	回归(2)	回归(3)	回归(4)
Rebate	0.125*** (0.025)	0.123*** (0.035)	0.113*** (0.035)	0.118*** (0.035)
Priority	0.294*** (0.024)	0.244*** (0.035)	0.229*** (0.035)	0.225*** (0.035)
Second Treatment		−0.052*** (0.026)	−0.057** (0.026)	−0.055** (0.025)
*ST * Discount*		−0.052 (0.050)	−0.047 (0.050)	−0.052 (0.051)
*ST * Rebate*		0.005 (0.050)	0.008 (0.050)	0.004 (0.051)
*ST * Priority*		0.099* (0.051)	0.106** (0.051)	0.105** (0.051)
Earnings LR			0.004 (0.003)	0.004 (0.003)
Received an Organ LR			0.048 (0.031)	0.048 (0.032)
Benefit of Organ Received LR			0.009 (0.007)	0.009 (0.007)
Male				−0.025 (0.019)
Flier				0.038* (0.021)
N	2880	2880	2880	2880
Chi2	137.66	149.85	174.73	181.21
Pseudo R2	0.035	0.038	0.044	0.046

注：表 7-3 中的变量系数是边际效应，概率回归结果中的*、**和***分别表示在10%、5%和 1%水平上显著。

我们的结果与凯斯勒和罗斯(Kessler & Roth,2012)所观察到的结果基本一致,即把分配规则改变为优先规则系统,使器官捐献率有相当大的增长。与他们的结论不一致的地方在于,在被试熟悉实验规则后,优先权分配对器官捐献的助推效应大小。凯斯勒和罗斯的实验结果显示,在实验的开始阶段,优先分配机制的效果比降低捐献成本和退款补贴的效果要好得多。在被试熟悉实验规则后,优先分配机制对于提高器官捐献登记率的效果与降低捐献成本和退款补贴的效果趋于一致,没有差别。在我们的实验中,到了实验后 10 轮,当被试熟悉实验规则后,优先权分配对捐献率的助推效应仍然非常显著。11—20 轮中控制组与优先组的威尔科克森秩检验统计量显著为负,控制组的捐献率显著低于优先组。而折扣组失去了对个体捐献的助推作用,11—20 轮中控制组与折扣组的威尔科克森秩检验结果不显著,说明两组间个体捐献决策没有显著差异,折扣并没有促进捐献率的提高。人道主义救助形式的退款补贴对器官捐献率的影响存在,11—20 轮中控制组与救助组的威尔科克森秩检验在 10%水平上显著,但与优先权相比,优先权助推效应更为显著。

我们的实验结果表明,在默认个体为非捐献者前提下,降低捐献登记成本、人道主义救助形式的退款补贴和优先权对器官捐献都能产生一定的助推效应,但在三者之间,优先权对器官捐献的助推效应最为显著。与凯斯勒和罗斯的结论不同的地方在于,当被试熟悉实验规则后,优先权分配对捐献率的助推效应还是非常显著,人道主义救助形式的退款补贴对器官捐献也有助推影响,但效果不如优先权分配,而降低捐献登记成本的折扣优惠在被试熟悉实验规则后对个体捐献决策的影响并不明显。

当前，我国部分省市，如湖北省、云南省、天津市、重庆市，在本省市的《人体器官捐献条例》中明确规定了民政部门应免除捐献人基本丧葬费，省市红十字会提供缅怀场所，设立捐献救助基金提供人道救助，也引入了优先权分配。我们实验中的退款补贴相当于各省市试点推行的免除捐献人基本丧葬费、设立捐献救助基金等人道救助。上述实验结果为我国试点省市推行的助推措施提供了严格验证，并为我国未来将相关助推措施推广至全国提供了有力支持。

因此，在我国尚处于知情同意，广大民众对公民自愿器官捐献还不是非常了解的情况下，要提高我国的器官捐献率，相应的器官捐献助推机制的设计重点是在全国实行优先权分配助推的基础上，辅之以器官捐献后的一定补贴，如免除捐献人基本丧葬费、设立捐献救助基金等。尽管人们自愿捐献器官，更多的是出于同情共感引发的纯粹利他行为，图的就是“温情”，但是当现实中采取一定的助推激励，尤其是经济激励时，可能会产生挤出效应。尼古拉·莱斯特拉(Nicola Lacetera)和马里奥·马西斯(Mario Macis)研究过在献血激励中用等值券激励来对照货币激励，发现货币激励的确会降低献血率，但发放等值券作为激励，却没有产生类似的效应(Lacetera & Macis，2010)。这也给我们一个启示，如果顾虑挤出效应，不妨考虑用等价的实物补贴或者等值券来助推激励器官捐献。在第 3.1 节中，从我们对个体器官捐献行为的模型分析来看，提高器官捐献率，一方面要提高收益 R，另一方面要降低捐献成本 C_1 和 C_2。而我们的实验表明，通过折扣优惠的方式来降低捐献成本效果并不明显，而且各国法律都禁止通过货币奖励来降低净成本。

因此,关于捐献成本的降低,更多的还是应该从完善捐献体系的角度着手,如采取网上注册、减少表格填写手续,尽可能降低人们对医疗操作不当的恐惧联想的心理成本,提高公众对我国捐献体系的公信力等。这也是本书第 7.1 节中提出的观点。

7.2.2 中长期不同助推措施与推定同意默认机制结合的制度推行

推定同意默认规则在实施中分为两类:强推定同意和弱推定同意。强推定同意指如果公民生前没有提出反对,则被视为同意器官捐献,医生摘取器官前无须询问家属意见。弱推定同意指虽然公民生前没有提出反对,但在其死后,如果其家庭成员反对捐献,则医生无法摘取器官。弱推定同意尊重个人及家庭的意愿,赋予家庭成员最终的决策反对权,在推行中相比强推定同意会少些阻力。

从第 4—6 章实验结果的分析可知,从知情同意的加入框架转向推定同意的退出框架,对个体器官捐献决策有显著的正向积极影响。第 6 章的实验结果还表明,与李丹阳等人(Li et al.,2013)的实验观察到的一样,结合一个退出和优先权分配机制的政策在器官捐献率上会产生最大的收益,而且这得益于每个公共政策产生的单一效应显著不同。我们进一步将降低捐献登记成本的折扣优惠、人道主义救助形式的退款补贴与退出机制相结合,同样在器官捐献率上也会产生最大的收益,比单独降低捐献登记成本的折扣优惠、人道主义救助形式的退款补贴的助推效应要强得多。这也给我们一个政策启示,我们不妨将上述单独的助推政策,如免除捐献人基本丧葬费、设立捐献救助基金提供人道救助、引入优先权分配与默认同意的退出机制相结合,以促进我国器官捐献率更快地提高。

但我们的实验仅仅从成本收益角度单纯衡量了个体助推激励政策的相应效应，并没有考虑到可行性问题。因此，在现实推行中，还要结合国家的具体情况。从我国现阶段情况来看，尚不具备推行推定同意的条件。因为无论是强推定同意还是弱推定同意的实施，其前提是公众对器官捐献有完全的知情权，并且有一个成本低、操作方便的退出机制。当前在我国，首先，器官捐献相关知识的普及度不够。尽管我们国家已经开通了网上注册器官捐献者通道，而且支付宝上也连接了自助捐献注册通道，但关键是很多民众并不知道注册的渠道、注册的方法，更不知道注册后还可以撤销。我们实验中最后的问卷也显示，552 名被试中，只有 55 名被试知道如何注册成为一名器官捐献者，90％的被试是不知道如何注册成为一名器官捐献者的。这还是受高等教育的大学生，其他普通老百姓除非自己主动去打听获知，一般都不清楚相关的捐献登记注册。其次，在目前知情同意情况下，即便个体已经在网上登记注册为器官捐献者了，在其死后医生在摘除捐献器官前必须去征询家属的意见，获得家属的签字同意。在《中国心脏死亡器官捐献工作指南》第 2 版中规定，如果潜在捐献者生前有捐献意愿，但只要家属中有一方反对，就不能进行器官捐献。也就是说，我们目前的器官捐献志愿登记注册尚不具备真正的法律效应，仅仅是一个抽象的数据统计而已，更别说实行推定同意了。最后，我国器官捐献体系建立不久，还处于不断完善中，立法滞后。从知情同意下的选择加入转向推定同意下的选择退出，还需要从立法上来完善解决新政策可能引发的法律问题，如需要明确规定推定同意制度下器官移植可能产生的法律后果，消除医生方面担心遵循推定同意制度规则摘取移植器官时需承担的不必要的法律责任；同时还需要对器官移植手术操作规范、死亡判定等有详细明确的立法规定，杜绝滥用器官移植或者不当移植器官，消除公众对于推定同意制度规则下担心个人权利受侵害，过早被放弃治疗等问题。

总之，从目前来看，我国尚缺乏实施推定同意原则的条件，器官捐献还需要国家进行广泛深入的宣传教育。从中长期来看，随着我国器官捐献体系的完善、相关立法的健全、对公民器官捐献知识的普及，今后我国可考虑将优先权等助推机制与推定同意相结合，进一步提高器官捐献率。在推行的过程中，可以从弱推定同意开始，再慢慢过渡到强推定同意。

7.2.3 相关配套机制的共同推进

上文我们探讨了器官捐献登记的助推机制。除此之外，我们还需推进配套机制，将法律层面的规范和监督机制、道德层面的引导和传播机制，以及器官捐献登记的助推机制三方面有效结合，促发个体器官捐献行为的响应机制，从而大幅提高中国的器官捐献率，切实增加人们的福利。

其一，统一立法，出台器官捐献和移植法，发挥法律层面的规范和监督机制。

器官捐献移植需法律保驾护航。2007 年我国颁布《人体器官移植条例》。条例共分 5 个章节：总则、人体器官的捐献、人体器官的移植、法律责任和附则。条例共 32 条，主要侧重器官移植。对于人体器官捐献，第 2 章只涉及 4 条，重点强调了器官移植的自愿无偿原则，但对如何注册捐献器官并未提出具体要求，也没有明确规定。2014 年 3 月，中国人体器官捐献管理中心出台《中国人体器官捐献志愿登记管理办法（试行）》，明确了组织机构、志愿登记办法、权利义务，以及登记管理，相当于从内容上对《人体器官移植条例》进行了补充规定。各地方省市也陆续出台了自己的《人体器官捐献条例》，更详细地规定了工作职责、捐献登记、捐献接受、捐献保障、法律责任等。但在细节上，各省市还是有所区别的，如同样捐献助推，天津市、湖北省、重庆市、云南省不仅明确了民政部门免除捐献人基本丧葬费、省市红十字会提供缅怀场所、设立捐献救助基金提供人道救助，还规定了器官优先分配权。深圳市和福建省制定的《人体器官捐献条例》仅提到上述第 4 点，没有提到前面 3 点。即便同样是优先分配权，《重庆市遗体和人体器官捐献条例》中规定捐献者的配偶、父母或者子女在需要捐献器官时可享有器官优先权，而湖北省则将优先权权利从配偶、父母、子女扩展到捐献人的兄弟姐妹、祖父母、外祖父母、孙子女、外孙子女。可见地方法规还是存在差异的。不过，我们国家已经对各项法律法规进行不断修订和完善，如 2018 年 8 月，国家卫生健康委员会印发了《中国人体器官分配与共享基本原则和核心政策》（国卫医发〔2018〕24 号）。该政策明确规定，为鼓励公民逝世后器官捐献，同一分配层级内符合以下条件的肝脏、肾脏、心脏、肺脏移植等待者，在排序时将获得优先权：①公民逝世后器官捐献者的直系亲属、配偶、三代以内旁系血亲；②登记成为中国人体器官捐献志愿者 3 年以上。

另外，条例尚没有涉及脑死亡的判定问题。理论上死亡分为心肺死亡和脑死亡。前者对死亡的判定标准是心跳呼吸停止，血压脉搏消失。心肺死亡后，医学上要求捐献者身体器官一次性摘取移植。脑死亡则是以包括脑干在内的全脑功能丧失而引发的人的死亡为标准的，其显著特征是“不可逆昏迷”。脑干控制着一个人的呼吸和心跳。当脑干发生不可逆损伤时，人体自主呼吸与心血管搏动等功能丧失，此时已无复活的可能性。世界上最早以国家法律形式把脑死亡作为人体死亡标准的是芬兰，随后美国、日本、加拿大、瑞典等 89 个国家也制定了脑死亡法律，将脑死亡作为人体死亡的标准。我们国家目前临床上仍以心肺死亡为判定标准，广大民众接受的也是以心肺死亡作为判定死亡的标准，对于脑死亡的理解存在着误区，将脑死亡误等同于植物人。

因此，为了促进我国器官移植更好地发展，还需要对我国立法进行不断修订。将不同的条例、规定及地方省市的条例进行整合，从内容上加以完善，明确器官捐献和移植必须规定的方方面面，确立脑死亡标准，在权利中明确相关助推，明确界定我国卫生行政部门、红十字会和相关移植医疗机构的权责。我们相信，随着我国一次次对各种法律法规的修订，器官捐献和移植法律将会越来越完善，从而更好地发挥法律层面的规范机制和监督机制。

其二，落实宣传，扩大公共教育，发挥道德层面的引导和传播作用。

本书在第 2 章文献综述里就提出捐献动机是器官捐献行为的促进因素。在各国法律都明确禁止器官买卖交易，强调器官捐献坚持自愿、无偿原则的条件下，利他主义是器官捐献行为的主要动机。几项问卷调查也支持了这个观点。在本书第 3 章对器官捐献行为的模型分析中，也解释了提高收益 R 会提高器官捐献率，这里的 R 主要代表利他带来心理满足所代表的收益。政府可以通过教育、宣传来增加利他主义，提高捐献收益。在本章中，我们提出公众对器官捐献相关疑虑的解除、中长期推定同意默认规则的推行、脑死亡的接受，这所有的一切都要靠教育和宣传，要尽力发挥道德层面的引导和传播作用。

一项关于了解我国国内公民逝世后器官捐献意愿状况及其影响因素的调查显示，影响国内公民进行遗体捐献的最主要因素为中国传统文化和观念，其次为不了解国内遗体捐献程序和法规制度（杨颖、黄海、邱鸿钟，2014）；而另一项专门针对在校大学生对器官捐献的认知现状的调查显示，绝大多数大学生对器官捐献具体知识、流程、用途及相关法规等知晓程度较低（曾春燕、朱奕孜，2014）。在我们的实验中共有552名被试在实验最后被问及“在现实生活中你知道如何注册成一名器官捐献者吗？”其中只有55名被试回答知道，90%的被试并不知道如何注册成一名器官捐献者。在被问及“我们想提供一些有关器官捐献的信息，如果你有兴趣，你愿意接受我们的器官捐献传单吗？”有73%的被试回答愿意接受。由此可见，阻碍我国器官捐献的主要障碍之一是民众对器官捐献的认知欠缺，但大家还是很乐意去了解的。因此，落实宣传，扩大公共教育，普及人体器官捐献移植的相关知识不仅显得非常必要，也非常迫切。

我们可以采取多种形式加强对器官捐献的宣传和教育。第一，在实行人们领取身份证时强制签署器官捐献卡前，推动器官捐献的宣传教育走入初高中。第二，将《中国器官捐献指南》《人体器官移植条例》等法律条例，以及如何捐献注册等人们感兴趣的问题制作成宣传材料进行大量印刷，免费分发给民众，或者安放至各大商场、图书馆等公共场合，供民众免费索看，以此增加大众对器官捐献的了解，并在宣传材料中加附器官捐献签署卡，带动人们进行器官捐献。第三，设立国家器官捐献日，在捐献日举办宣传会，宣传如何进行器官捐献等知识，选定某一星期或某个月，进行真正的“媒体闪电战”，让器官捐献成为大众讨论的一个话题，提高家庭对亲属器官捐献的同意率。第四，结合互联网、手机客户端，广泛利用大众传播媒体和公众人物等，通过正面的新闻、视频等传播推广器官捐献。从我们附加正负信息刺激的实验局中也发现，正信息的显示确实有助于器官捐献率的上升。上面几个方面相互配合，加强宣传，扩大公共教育，以此来促进民众器官捐献态度的改变和器官捐献意愿的提升，为将来推行器官捐献的推定同意制度和制定脑死亡标准打下基础。

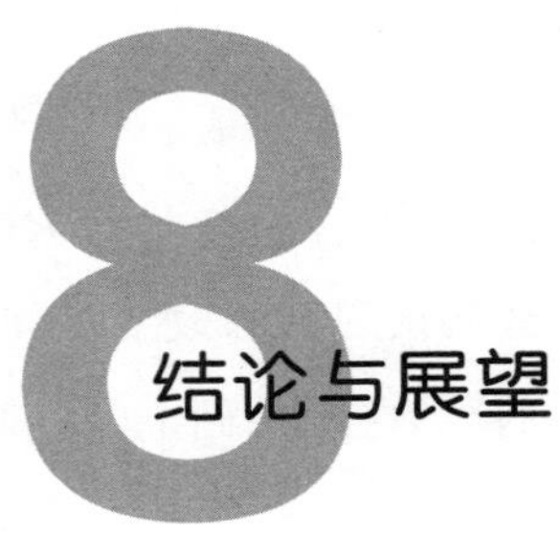

8 结论与展望

8.1 主要结论

我国公民尸体器官捐献率处于世界器官捐献率的倒数位，器官捐献供需严重不平衡，这也是国际普遍面临的一个问题。为了提高器官捐献率，各国采取了相关的助推机制，具体包括直接财政助推，如税收抵免、人道主义救助；间接财政助推，如丧葬费用报销；改变默认规则；改变器官分配机制；等等。国外的研究表明，同样的助推机制对于器官捐献的影响效应可能是截然相反的。我国学者也提出要借鉴国外经验对我国的器官捐献进行助推，但方法论上多为定性分析，缺乏实证研究的支持。我国部分省市开展了捐献助推激励的试点政策，如规定民政部门免除捐献人丧葬费，红十字会设立捐献基金提供人道救助，引入优先分配权，但相关助推实施时间短，具体效应尚未能明确显现。本书主要通过实验经济学方法研究比较了各器官捐献助推机制对我国器官捐献的影响效应，这不仅为我国试点省份的助推措施提供了实证检验，更为相应助推机制推广至全国提供了有力的支持。

本书首先利用行为经济学的时间偏好不一致性，通过简单的成本收益分析，刻画了个体的器官捐献行为。从模型分析来看，对于政府来说，要提高器官捐献率，一是要提高行为人个体器官捐献收益 R，二是要降低器官捐献成本 C_1 和 C_2，三是要通过默认规则的改变从知情同意转向推定同意，对短视认知偏差 β 进行调控。在此基础上，我们利用跨国 2004—2013 年的面板数据，通过随机效应模型分析了推定同意、人均医疗卫生支出、宗教、互联网使用率，以及脑血管疾病和道路交通死亡率对一国器官捐献率的影响，发现前三者与器官捐献率呈显著正相关。

如今，中国已经意识到公民自愿器官捐献的重要性，并对我国的捐献体系进行了初步的改革，开始走上了器官捐献法制化道路，成立了专门的捐献和移植负责机构，启动了人体器官捐献试点工作，基础性的捐献框架已经搭建，但公民自愿器官捐献的助推制度设计尚处于起步与试点阶段。为了提高我国器官捐献率，本书通过实验室实验，立足中国的实验样本，在李丹阳等人（Li et al.，2013）将优先权分配机制与默认机制结合的实验基础上，扩展了降低捐献登记成本的折扣优惠与默认机制结合的实验、捐献后给予捐献者的人道主义救助形式的退款补贴与默认机制结合的实验，一共设计了 3 个 2×2 平行实验，每个实验 14 局，一共 42 局来分别比较研究不同助推措施组合对中国器官捐献带来的影响效应。实验结果发现，从知情同意的加入框架转向推定同意的退出框架，对个体器官捐献决策有显著的正向积极影响。降低捐献登记成本的折扣优惠、人道主义救助形式的退款补贴和优先权分配与退出机制结合的联合效应对器官捐献率会产生更大的促进作用，远远超过单独实施推定同意的退出机制、降低捐献登记成本的折扣优惠、人道主义救助形式的退款补贴和优先权分配所产生的单一效应。在加入框架的知情同意前提下，降低捐献登记成本的折扣优惠、人道主义救助形式的退款补贴和优先权单一政策对器官捐献都能产生一定的助推效应，但三者之间，优先权对器官捐献的助推效应最大，显著优于同等强度的降低捐献成本和退款补贴。凯斯勒和罗斯(Kessler & Roth，2012)通过相应实验发现，当被试熟悉实验规则后，优先权分配、折扣优惠和人道主义救助形式的退款补贴三者效应会趋于一致。然而，根据我们的实验发现，当被试熟悉实验规则后，优先权分配对捐献率的助推效应还是非常显著的，人道主义救助形式的退款补贴对器官捐献也有助推影响，但效果不如优先权分配，而降低捐献登记成本的折扣优惠在被试熟悉实验规则后对个体捐献决策的影响并不明显。

在此基础上，我们另外增加了4局实验，通过在个体决策前加入一段新闻内容，引入正负信息的刺激来验证对器官捐献行为的影响。发现正负信息引入后，两组器官捐献决策差异性显著增大。负信息对捐献率的不利影响主要是通过引入新闻中披露我国器官捐献分配中的不透明现象的报道，使行为个体对我国器官捐献体系产生质疑，从而影响捐献决策。因此，对于我国来说，当前尚处于捐献体系的初步建立阶段，要短时期内大幅提高器官捐献率，我们能做的而且也必须做的关键一点是器官捐献移植体系的改革和完善。结合世界上尸体器官捐献率排名第一位和第二位的西班牙和克罗地亚的经验，我们提出：一要公开患者排序，透明化器官分配，严惩买卖器官行为，确立捐献体系公信力；二要强制签署器官捐献卡，扩大潜在器官捐献者，提高器官捐献率；三要借鉴西班牙模式，构建移植协调网络，实施器官捐献全过程的医学训练，对医院提供捐献相关的资金支持，改革完善我国的捐献体系。

在捐献助推机制的设计方面，考虑到我国尚处于知情同意，广大民众对公民自愿器官捐献还不是非常了解的情况，要提高我国的器官捐献率，相应的器官捐献助推机制的设计重点应是将优先权分配推广至全国，并辅之以器官捐献后的一定补贴，如免除捐献人基本丧葬费、设立捐献救助基金。我们的实验结果不仅为我国试点省市推行的助推措施提供了严格验证，而且为这些助推措施推广至全国提供了有力支持。尽管实验结果还发现，从知情同意的加入框架转向推定同意的退出框架，对个体器官捐献决策有显著的正向积极影响，而优先权和人道主义救助形式的退款补贴与退出机制结合更可以促进器官捐献率进一步的提高，但从我国现阶段来看，尚不具备推行推定同意的条件。不过，从中长期来看，随着器官捐献体系的完善、相关立法的健全、公民对于器官捐献知识的普及，今后我国可考虑将优先权等助推机制与推定同意相结合，进一步提高器官捐献率。在推行的过程中，可以从弱推定同意开始，再慢慢过渡到强推定同意。

此外，要切实提高我国的器官捐献率，还需要相关配套机制的共同推进。统一立法，出台器官捐献和移植法，发挥法律层面的规范和监督机制。落实宣传，扩大公共教育，发挥道德层面的引导和传播作用。将经济层面的助推机制、法律层面的规范和监督机制，以及道德层面的引导和传播机制，三方面有效结合，促发个体器官捐献行为的响应机制，从而大幅提高中国的器官捐献率，切实增加人们的福利。

8.2 进一步研究的方向

8.2.1 实验设计的进一步改进和完善

第一，适当提高实验中的成本及激励数额。从我们的实验结果来看，优先权对于器官捐献的助推效应非常明显，降低捐献登记成本的折扣优惠和人道主义救助形式的退款补贴的助推效应尽管存在，但不是非常显著，这在一定程度上和我们实验中成本及助推激励大小的设置有关。在我们的实验中，一方面考虑到与凯斯勒和罗斯（Kessler & Roth，2012）一文中的设置保持一致；另一方面考虑到整体实验成本，设置的成本及激励数额为每一期如果为健康者，则获得 1 个实验筹码的收益，覆盖默认选择的成本为 0.2 个实验筹码，捐献成本为 0.8 个实验筹码，降低捐献成本的折扣优惠为 0.35 个实验筹码，人道主义救助形式的退款补贴为 0—0.46 个实验筹码。对于被试来说，助推效应不是非常明显，在一定程度上会影响实验结果的显著性。在今后相关的实验实践中，我们会提高对应的激励设置。

第二，在附加关于正负信息刺激的实验局中，我们仅仅简单地以新闻页面的方式呈现在被试面前，而没有将正负信息的变量纳入具体的实验中。在今后的研究中，如对于正信息的刺激，在我们目前所设计的实验中，被试是不知道他人的捐献情况的。为了研究正面信息对于个体捐献行为的影响，我们可以设置控制组和对照组，在控制组中，还是和之前设置的一样，被试不清楚他人的捐献情况，但在对照组中，可以将每一轮中他人的捐献信息告知被试，以此来分析对于个体器官捐献行为是否存在差异性。当然可能会产生“搭便车”的现象，这又涉及器官捐献中另一个可研究的问题。对于负信息的刺激，对照组中将捐献器官的分配规则改为随机分配或者特定人员享用，而不是先到先得，并将这个信息告知参加实验的被试，以此来观察对个体器官捐献的影响。

第三，在实验中，我们只是验证了优先权归本人使用时对个体器官捐献助推的影响。事实上，以色列也好，我们国家个别省市的试点也好，都已经将优先权从本人扩展到了直系亲属，相对于本人享用，扩展到直系亲属会促使捐献率多大程度上的提高，也是我们感兴趣的问题。因此，在今后的实验设计中，我们考虑将优先权的享用从个体扩展到家庭。

8.2.2 实验被试的扩展——外部有效性问题的缓解

考虑到招募学生为被试比较方便，实验费用相对较少，所以目前实验室实验都是以学生作为实验样本的。随着实验经济学的发展，人们对实验结果的可靠性和一般性问题提出了质疑，认为学生样本缺乏代表性，实验结果应推广至不同的被试。这就是所谓的外部有效性问题。也有一些实验经济学家提出反驳，虽然学生被试与一般社会群体存在一定差异，却一样的真实，都是在一定的约束条件下做出真实的决策(Plott，1982)。通过经济学实验中价值规则的诱导可以真实地再现人们的行为(Smith，1976)。我们的实验与凯斯勒和罗斯(Kessler &

Roth,2012)、李丹阳等人(Li et al. ,2013)的实验一样,也是以大学生为被试的。大学生是器官捐献的潜在人群之一,通过实验发现相关的助推机制,如优先权、降低捐献成本、退款补贴结合默认规则,确实会对人们的捐献行为产生一定的助推效应。但是,如果要将这个结论推广到一般群体,我们还是持谨慎态度,对于不同的群体,同样的助推机制所产生的助推效应大小可能会有所不同。这也是我们今后要研究的问题。在我们的计量回归中,我们发现宗教、教育对器官捐献率会产生正向影响。因此在今后的实验被试中,一方面,我们可以考虑不同宗教信仰的人群对于器官捐献助推的敏感程度;另一方面,我们可以考虑对于不同教育层次的人群,同样的捐献助推机制也可能会产生不同的助推效应。不管怎么说,以学生作为被试至少可以把该实验结果看作基础标准,为我们观察社会人群的助推效应提供参照和借鉴。

8.2.3 实证方法的扩充与互补——从实验室实验到田野实验再到计量实证

实验室实验由于存在外部有效性问题,促使经济学家推动了田野实验的发展。和实验室实验相比,田野实验在实地招募被试,从实境中随机选取被试样本,随机分为控制组和对照组,对对照组被试采取实验处理,将控制组和对照组两组被试的数据进行比较而得出相应结论(Carpenter et al. ,2005)。由于被试是随机选取并随机分组的,所以实验中的对照组不受个体特征的影响。田野实验具体又分成 3 种,即人为田野实验、框架田野实验和自然田野实验(Harrison & List,2004)。由于田野实验更贴近真实世界，因此实验结果更能反映人们在现实生活情境下的行为决策。田野实验并非实验室实验的完全替代。在经费许可的情况下，今后对于器官捐献的助推研究可以将实验室实验和田野实验结合起来。随着我国助推机制的逐步推行，公民自愿器官捐献数据的完善，一旦数据可以获得，我们还可以运用真实数据通过计量双重差分回归来验证不同助推机制对捐献率产生的助推效应。事实上，实验室实验、田野实验，以及计量回归等实证方法各有各的优点，也各有各的不足，在很多情况下，不同的实证方法是互为补充的。因此在允许的条件下，根据我们的研究对象、研究问题、可获得的数据等，我们可以同时采取一种或者多种实证方法，从不同层面全方位地验证相关助推机制对器官捐献的影响，从而为助推机制的推广实施提供强有力的实证支持。

8.2.4 研究内容的拓展——助推机制与器官匹配的结合

对于器官移植中面临的供体短缺问题，一方面，通过助推措施扩大潜在器官捐献者，提高尸体器官捐献率，这是本书研究的重点内容；另一方面，在器官捐献数量既定前提下引入匹配理论，促使捐献器官更有效率地进行配对，提高捐献器官匹配效率。

在今后的研究中，我们可以将助推机制与器官匹配相结合，共同推进我国的器官捐献与移植事业。在活体器官捐献，尤其是亲属间的肾脏捐献中，由于存在虽有捐献意愿但配型不成功的可能性，所以将亲属间的一对一捐献转入肾脏交换市场，扩大配型对象以提高配型成功率也成为一个可行的选择。最早关于排斥反应的“患者—供体对”之间肾脏两两交换的思想来自弗兰克·拉帕波特(Franck Rapaport)。他提出在“供体—患者对”不相容的情况下进行配对肾脏交换，即两对不相容的“供体—患者对”中的每个捐献者将肾脏捐献给另一对中的相容患者(Rapaport，1986)。随后莱尼·弗里德曼·罗斯(Lainie Friedman Ross)等人进一步强化了交换的思想，讨论了排斥反应的“供体—患者对”之间进行交换的可能性(Ross et al.，1997)。在此基础上，莱尼·弗里德曼·罗斯和史蒂夫·伍德(Steve Woodle)提出间接交换，或称为列表交换，即一个不相容的患者捐献夫妻对与尸体器官等候中的患者进行队列交换(Ross & Woodle，2000)。在这种交换中，夫妻中的捐献者将肾脏捐献给了尸体器官等候中的患者，与之交换的是夫妻中的患者在尸体器官的等候中获得了高优先权。随后，阿尔文·罗斯等人(Roth et al.，2004)提出了肾脏交换中第一个正式匹配机制，即交易周期和交易链(Trading Cycles and Chains)机制。如何提高捐献器官的匹配效率，进一步缓解器官供体不足，同样是我国面临的一个问题。借鉴国外的经验，要使得匹配理论在肾脏交换市场中得到有针对性的应用，其前提是成立互不相容、互相排斥的全国性的“病人—捐献对”数据库。这一步我国目前就可以着手建立，为今后肾脏的有效配对打好坚实的基础。相信随着我国器官捐献体系的日渐完善，助推机制的逐步采用，相关配套机制的配合实施，我国的器官供体短缺问题会得以缓解，同时给人们带来更多的福利。

参考文献

陈颖,2015.我国器官捐献中存在的问题及解决对策探究[J].管理观察(6):187-190.

崔庚申,翟晓梅,2014.公民逝世后器官捐献的推定同意及其在中国的可行性[J].中国医学伦理学(6):373-375.

邓可刚,李幼平,熊玮,等,2001.西班牙器官捐赠和移植立法成效的启示[J].医学与哲学(9):55-57.

付成琴,权明桃,吴华炼,等,2016.我国公民器官捐献的态度及影响因素分析[J].中国医学伦理学(3):448-451.

何晓顺,焦兴元,2015.公民身后器官捐献理论与实践[M].北京:人民卫生出版社.

侯峰忠,2011.美国器官捐献和移植管理体系简介[J].中华移植杂志(电子版)(4):330-335.

胡冬梅,悦姣星,黄海,2014.关于我国建立器官捐献激励机制的思考[J].医学与哲学(8A):20-22.

黄焱,董圆圆,2011.借鉴国际器官捐献经验,探索我国器官捐献模式[J].中国市场(9):129-132.

黄元娜,宋星云,邵洋,等,2018.以小拨大:默认选项和反应模式效应助推中国器官捐献登记[J]. 心理学报(8):868-879.

李锦辉,2011. 伊朗人体器官移植制度成功的原因与启示[J]. 中国卫生法制(4):50-53.

李晶,2013. 器官移植与推定同意:以英美法为中心[D]. 上海:复旦大学.

李坤明,2010. 基于双边匹配理论的中国高考录取机制研究[D]. 广州:华南理工大学.

李宁艳,2014. 中德器官移植立法比较研究[D]. 南昌:南昌大学.

李雪霜,2010. 人体器官移植的伦理思考[D]. 武汉:武汉理工大学.

凌卓,伍敏,赵珊,等,2015. 国外人体器官捐献立法文献分析及对我国的启示[J]. 中国医药导报(7):165-168.

刘长秋,2009. 澳门器官移植法研究:澳门器官移植法及其对大陆器官移植立法之启示[J]. 法治研究(5):29-34.

莫洪宪,李颖峰,2010. 韩国器官移植法对我国的启示[J]. 复旦学报(社会科学版)(6):82-92.

牟凌骏,郑铭豪,2010. 澳大利亚组织器官捐献和移植管理框架[J]. 中华移植杂志(电子版)(4):331-334.

王芬,2013. 器官捐献行为现状及其影响因素分析[J]. 通化师范学院学报(1):47-49,56.

王海燕,BEATRICE S,陈忠华,2012. 法国器官捐献和移植管理及规范[J]. 中华移植杂志(电子版)(1):59-64.

韦林山,黄海,霍枫,2013. 从国内外比较研究看我国器官捐献存在的问题与对策探析[J]. 中国医学伦理学(5):556-558.

温怀玺,2014.美国器官移植体系对我国的借鉴意义[J].生物技术世界,(2):188-190.

颜青山,2001.论"推定同意"的伦理限制[J].医学与哲学,22(1):25-27.

杨立琼,2011.我国人体器官移植的立法问题探析[J].西南交通大学学报(社会科学版)(5):136-141.

杨颖,黄海,邱鸿钟,2014.中国传统文化和观念对器官捐献意愿的影响分析[J].中国组织工程研究(5):803-808.

杨转珍,2014.人体器官买卖的伦理审视[J].产业与科技论坛(19):27-28.

叶德珠,2010.和谐社会构建与政府干预的路径选择:从英国政府拟实行人体器官捐赠"推定同意"规则谈起[J].经济学(季刊)(2):731-748.

叶德珠,王聪,李东辉,2010.行为经济学时间偏好理论研究进展[J].经济学动态(4):99-103.

尹志科,严谨,2013.志愿者器官捐献动机及影响因素的质性研究[J].护理学杂志(3):85-87.

余浩杰,2012.提高我国公民器官捐献率的理性思考[J].医学与哲学(11):26-27.

余浩杰,胡文魁,2012.我国器官捐献的困境及对策[J].医学与社会(10):69-71.

余燕华,黄海,王蜀燕,2012.关于我国公民逝世后器官捐献与获取的伦理思考[J].中国医学伦理学(5):572-575.

臧英,李志强,臧运金,2016.潜在器官捐献者捐献意愿的影响因素及对策研究[J].医院与医学(1):21-23.

曾春燕,朱奕孜,2014.关于大学生器官捐献认知状况及影响因素的调查研究:以温州茶山高教园区为例[J].中国医学伦理学(6):869-872.

张玮晔,2015.西班牙器官捐献组织架构和法律管窥[J].实用器官移植电子杂志(2):82-87.

周德霞,刘剑,2017.我国人体器官捐献同意模式探讨[J].医学与社会(3):62-65.

ABADIE A, GAY S, 2006. The impact of presumed consent legislation on cadaveric organ donation: a cross country study[J]. Journal of health economics, 25(4):599-620.

ABDULKADIROGLU A, SÖNMEZ T, 1999. House allocation with existing tenants[J]. Journal of economic theory, 88(2):233-60.

ABECASSIS M, ADAMS M, ADAMS P, et al., 2002. Consensus statement on the live organ donor [J]. The journal of the American medical association, 284(22):2919-2926.

ADAMS J S, 1965. Inequity in social exchange[J]. Advances in experimental social psychology, 2(4):267-299.

ADAMS J S, ROSENBAUM W B, 1962. The relationship of worker productivity to cognitive dissonance about wage inequities[J]. Journal of applied psychology, 46(3):161-164.

AHN T K, ISAAC R M, SALMON T C, 2009. Coming and going: experiments on endogenous group sizes for excludable public goods[J]. Journal of public economics, 93(1-2):336-351.

ALDERFER C P, 1972. Existence, relatedness, and growth: human needs in organizational settings[J]. Contemporary sociology, 3(6):511-524.

ARNOLD B, 2005. Legal solutions to ontario's organ shortage: redrawing the boundaries of consent[J], Health law journal, 13(1):139-163.

ARNOLD R, BARTLETT S, BERNAT J, et al., 2002. Financial incentives for cadaver organ donation: an ethical reappraisal[J]. Transplantation, 73(8): 1361-1367.

BARNETT A H, BLAIR R D, KASERMAN D L, 1992. Improving organ donation: compensation versus markets[J]. Inquiry: a journal of medical care organization, provision and financing, 29(3):372-378.

BARNEY D, REYNOLDS R, 1989. An economic analysis of transplant organs[J]. Atlantic economic journal, 17(3):12-20.

BECKER G S, ELIAS J J, 2007. Introducing incentives in the market for live and cadaveric organ donations[J]. The journal of economic perspectives, 21(3): 3-24.

BERNAT J L, D'ALESSANDRO A M, PORT F K, et al., 2006. Report of a national conference on donation after cardiac death[J]. American journal of transplantation, 6(2):281-291.

BILGEL F, 2012. The impact of presumed consent laws and institutions on deceased organ donation[J]. European journal of health economics, 13(1):29-38.

BILGEL H, SADIKOGLU G, GOKTAS O, et al., 2004. A survey of the public attitudes towards organ donation in a Turkish community and of the changes that have taken place in the last 12 years[J]. Transplant international, 17(3):126-130.

BIRD S M, HARRIS J, 2010. Time to move to presumed consent for organ donation[J]. British medical journal, 340(8):1010-1012.

BOYARSKY B J, HALL E C, DESHPANDE N A, et al., 2011. Limited impact of presumed consent legislation on deceased donation rates[J]. American transplant congress, 4(11):87-88.

BREUSCH T S, PAGAN A R, 1980. The LM test and its application to model specification in econometrics[J]. Review of economic studies, 47(1):239-253.

BREYER F, KLIEMT H, 2016. The shortage of human organs: causes and remedies[J]. Analyse & kritik, 29(2):188-205.

BYRNE M M, THOMPSON P A, 2001. Positive analysis of financial incentives for cadaveric organ donations[J]. Journal of health economics, 20(1):69-83.

CANTWELL L, WOODROFFE C, HOLDSWORTH R, et al., 2015. Four years of experience with the australian kidney paired donation programme[J]. Nephrology(Carlton), 20(3): 124-131.

CARL M, MAGNUS J, 2008. Crowding out in blood donation: was Titmuss right? [J]. Journal of the European economic association, 6(4): 845-863.

CARPENTER J P, BURKS S, VERHOOGEN E, 2005. Comparing students to workers: the effects of social framing on behavior in distribution games[C]//CARPENTER J P, HARRISON G W, LIST J A. Field experiments in economics. Greenwich, CT: JAI Press: 261-289.

CHANDLER J A, 2005. Priority systems in the allocation of organs for transplant: should we reward those who have previously agreed to donate? [J]. Health law journal, 13(1):99-138.

CHKHOTUA A, 2012. Paired kidney donation: outcomes, limitations, and future perspectives [J]. Transplantation Proceedings, 44(6): 1790-1792.

CLEVELAND S, 1975a. Changes in human tissue donor attitudes: 1969—1974[J]. Psychosomatic medicine, 37(4):306-312.

CLEVELAND S, 1975b. Personality characteristics, body image and social attitudes of organ transplant donors versus non-donors[J]. Psychosomatic medicine, 37(4): 313-319.

CORLEY M C, ELSWIC R K, SARGEANT C C, et al., 2000. Attitude, self-image, and quality of life of living kidney donors [J]. Nephrology nursing journal: journal of the American nephrology nurses' association, 27(1):51-52.

CRONIN A J, 2014. Points mean prizes: priority points, preferential status and directed organ donation in Israel[J]. Israel journal of health policy research，3(1)：1-4.

DARYL T J，ALEJANDRO-RODRIGUEZM，LEON J B，et al.，2012. Effect of an iPod video intervention on consent to donate organs：a randomized trial[J]. Annals of internal medicine，156(7)：483-490.

DAVIS R M，1999. Meeting the demand for donor organs in the us：it's time for bold public policy，such as mandated choice or presumed consent[J]. British medical journal，319(7222)：1382-1383.

DEFFAINS B，YTHIER J M，2010. Optimal production of transplant care services[J]. Journal of public economics，94(9)：638-653.

DE KLERK M，KAL-VAN GESTEL J A，HAASE-KROMWIJK B J，et al.，2011. Eight years of outcomes of the dutch living donor kidney exchange program[J]. Clinical transplants，94(10S)：287-290.

EDWARDS E B，BENNETT L E，CECKA J M，1997. Effect of HLA matching on the relative risk of mortality for kidney recipients：a comparison of the mortality risk after transplant to the mortality risk of remaining on the waiting list [J]. Transplantation，64(9)：1274-1277.

EMRE S，2001. Living donor liver transplantation：a critical review [J]. Transplantation proceedings，33(7)：3456-3457.

EPSTEIN R，1993. Organ transplants：is relying on altruism costing lives? [J]. American enterprise，4(6)：50-57.

FISCHBACHER U，2007. Z-Tree：zurich toolbox for ready-made economic experiments[J]. Experimental economics, 10(2):171-178.

GALE D, SHAPLEY L S, 1962. College admissions and the stability of marriage[J]. American mathematical monthly, 120(69):9-15.

GENTRY S E, MONTGOMERY R A, SEGEV D L, 2011. Kidney paired donation: fundamentals, limitations, and expansions[J]. American journal of kidney diseases, 57(1):144-151.

GILL J S, KLARENBACH S, BARNIEH L, et al., 2014. Financial incentives to increase Canadian organ donation: quick fix or fallacy? [J]. American journal of kidney diseases, 63(1):133-140.

GIMBEL R W, STROSBERG M A, LEHRMAN S E, et al., 2003. Presumed consent and other predictors of cadaveric organ donation in Europe[J]. Progress in transplantation, 13(1):17-23.

GLAZIER A K, 2011. The principles of gift law and the regulation of organ donation[J]. Transplant international, 24(4):368-372.

GOETTE L, STUTZER A, 2008. Blood donations and incentives: evidence from a field experiment[R]. SSRN electronic journal, working paper, No. 3580.

GRUBER J, KÖSZEGI B, 2000. Is addiction "rational"? Theory and evidence[J]. Quarterly journal of economics, 116(4):1261-1303.

HALLDORSON J, ROBERTS J P, 2013. Decadal analysis of deceased organ donation in Spain and the United States linking an increased donation rate and the utilization of older donors[J]. Liver transplantation, 19(9):981-986.

HANTO R L, REITSMA W, DELMONICO F L, 2008. The development of a successful multiregional kidney paired donation program[J]. Transplantation, 86(12):1744-1748.

HAREL I, KOGUT T, PINCHAS M, et al., 2017. Effect of media presentations on willingness to commit to organ donation [J]. Proceedings of the national academy of sciences,114(20):5159-5164.

HARRISON G W, LIST J A, 2004. Field experiments[J]. Journal of economic literature, 42(4):1009-1055.

HATFIELD J W, MILGROM P R, 2005. Matching with contracts [J]. The American economic review, 95(4):913-935.

HEALY K, 2005. The political economy of presumed consent[R]. Theory and research in comparative social analysis, working paper, No. 33x4463s.

HERZBERG F, MAUSNER B, SNYDERMAN B B, 1959. The motivation to work[J], Journal of economic issues, 73(1):157-169.

ILTIS A S, 2015. Organ donation, brain death and the family: valid informed consent[J]. The journal of law, medicine & ethics, 43 (2):369.

JOHNSON E, GOLDSTEIN D, 2003. Do defaults save lives? [J]. Science, 302(5649): 1338-1339.

KESSLER J B, ROTH A E, 2012. Organ allocation policy and the decision to donate[J]. American economic review, 102(5):2018-2047.

KESSLER J B, ROTH A E, 2014a. Don't take "no" for an answer:

an experiment with actual organ donor registrations[R]. NBER working paper, No. 20378.

KESSLER J B, ROTH A E, 2014b. Getting more organs for transplantation[J]. American economic review, 104(5):425-430.

KESSLER J B, ROTH A E, 2014c. Loopholes undermine donation: an experiment motivated by an organ donation priority loophole in Israel[J]. Journal of public economics, 114(6):19-28.

KRISHNA A, WANG Y, 2007. The relationship between top trading cycles mechanism and top trading cycles and chains mechanism [J]. Journal of economic theory, 132(1):539-547.

LACETERA N, MACIS M, 2010. Do all material incentives for pro-social activities backfire? The response to cash and non-cash incentives for blood donations [J]. Journal of economic psychology, 31(4):738-748.

LACETERA N, MACIS M, STITH S S, 2014. Removing financial barriers to organ and bone marrow donation: the effect of leave and tax legislation in the US[J]. Journal of health economics, 33(6):43-56.

LAIBSON D I, 1996. Hyperbolic discount functions, under saving, and savings policy[R]. Working paper, No. 5635.

LAVEE J, ASHKENAZI T, STOLER A, et al., 2013. Preliminary marked increase in the national organ donation rate in Israel following implementation of a new organ transplantation law[J].

American journal of transplantation, 13(3):780-785.

LAVEE J, BROCK D W, 2012. Prioritizing registered donors in organ allocation: an ethical appraisal of the Israeli organ transplant law[J]. Current opinion in critical care, 18(6):207-211.

LEIDER S, ROTH A E, 2010. Kidneys for sale: who disapproves, and why? [J]. American journal of transplantation, 10(5):1221-1227.

LEVITT S D, LIST J A, 2007. What do laboratory experiments measuring social preferences tell us about the real world? [J]. Journal of economic perspectives, 21(2):153-174.

LI D Y, HAWLEY Z, SCHNIE K, 2013. Increasing organ donation via changes in the default choice or allocation rule[J], Journal of health economics, 32(6):1117-1129.

LOCKE E A, 1978. The ubiquity of the technique of goal setting in theories of and approaches to employee motivation[J]. Academy of management review, 3(3):594.

LOEWENSTEING, PRELEC D, 1992. Anomalies in intertemporal choice: evidence and an interpretation[J]. Quarterly journal of economics, 107(2):573-597.

LOW H C, DA COSTA M, PRABHAKARAN K, et al., 2006. Impact of new legislation on presumed consent on organ donation on liver transplant in Singapore: a preliminary analysis[J]. Transplantation, 82(9):1234-1237.

MAHENDRAN A O, VEITCH P S, 2007. Paired exchange

programmes can expand the live kidney donor pool[J]. British journal of surgery, 94(6):657-664.

MAYRHOFER-REINHARTSHUBER D, FITZGERALD A, BENETKA G, et al., 2006. Effects of financial incentives on the intention to consent to organ donation: a questionnaire survey[J]. Transplantation proceedings, 38(9):2756-2760.

MASLOW AH, 1954. Motivation and personality[M]. New York: Harper and Row Publishers.

MCCLELLAND D C, 1961. The achieving society[M]. New York: Van Nostrand.

MOORES B, CLARKE G, LEWIS B R, et al., 1976. Public attitudes towards kidney transplantation[J]. British medical journal, 13(3):629-631.

NETO G B, SILVA E N, CAMPELO A K, 2007. The impact of presumed consent law on organ donation: an empirical analysis from quantile regression for longitudinal data[R]. Latin American and Caribbean law and economics association annual papers, No. 46670901.

NORDFALK F, OLEJAZ M, JENSEN A M B, et al., 2016. From motivation to acceptability: a survey of public attitudes towards organ donation in Denmark[J]. Transplantation research, 5(5):1-8.

PAHWA M, SAIFEE Y, TYAGI V, et al., 2012. Paired exchange kidney donation in India: a five-year single-center experience[J].

International urology and nephrology, 44(4):1101-1105.

PEARSON I Y, 1995. Brain death and organ donation [J]. Anaesthesia & intensive care, 23(1):104-108.

PIERSCIONEK B, 2008. What is presumed when we presume consent? [J]. BMC medical ethics, 9(1):1-5.

PLOTT C R, 1982. Industrial organization theory and experimental economics[J]. Journal of economic literature, 20(4):1485-1527.

PRELEC D, 1989. Decreasing impatience: definition and consequences[R]. Harvard business school working paper, No. 90-015.

PROTTAS J M, 1983. Obtaining replacements: the organizational framework of organ procurement[J]. Journal of health politics, policy and law, 8(2):235-250.

QUIGLEY M, 2012. Tax needn't be taxing, but in the case of organ donation it might be[J]. Journal of medical ethics, 38(8): 458-460.

RAPAPORT F T, 1986. The case for a living emotionally related international kidney donor exchange registry [J]. Transplant proceedings, 18(3): 5-9.

RITHALIA A, MCDAID C, SUEKARRAN S, et al., 2009. Impact of presumed consent for organ donation on donation rates: a systematic review[J]. British medical journal, 338(7689):284-287.

RODRIGUE J R, CRIST K, ROBERTS J P, et al., 2009. Stimulus for organ donation: a survey of the American society of transplant surgeons membership[J]. American journal of transplantation, 9 (9):2172-2176.

ROTH A E, 1982. Incentive compatibility in a market with indivisible goods[J]. Economics letters, 9(2):127-132.

ROTH A E, 1984. The evolution of the labor market for medical interns and residents: a case study in game theory[J]. Journal of political economy, 92(6):991-1016.

ROTH A E, POSTLEWAITE A, 1977. Weak versus strong domination in a market with indivisible goods [J]. Journal mathematical economics, 4(2):131-137.

ROTH A E, SÖNMEZ T, ÜNVER M U, 2004. Kidney exchange [J]. Quarterly journal of economics, 119(2):457-488.

ROTH A E, SÖNMEZ T, ÜNVER M U, 2005. Pairwise kidney exchange[J]. Journal of economic theory, 125(2):151-188.

ROSS L F, RUBIN D T, SIEGLER M, et al., 1997. Ethics of a paired-kidney-exchange program [J]. New England journal of medicine, 336(24):1752-1755.

ROSS L F, WOODLE E S, 2000. Ethical issues in increasing living kidney donations by expanding kidney paired exchange programs [J]. Transplantation, 69(8):1539-1543.

SABIRK P T, LIPPERT-RASMUSSEN K, 2012. Ethics, organ donation and tax: a proposal[J]. Journal of medical ethics, 38 (8):451-457.

SAIDMAN S L, ROTH A E, SÖNMEZ T, et al., 2006. Increasing the opportunity of live kidney donation by matching for two and three way exchanges[J]. Transplantation, 81(5): 773-782.

SANDEL M J, 2013. Market reasoning as moral reasoning: why economists should reengage with political philosophy[J]. The journal of economic perspectives, 27(4):121-140.

SAMUELSON P A, 1937. A note on measurement of utility[J]. The review of economic studies, 4(2):155-161.

SCHARFF J L, 1999. Skinner's reinforcement theory: a heideggerian assessment of its empirical success and philosophical failure[J]. Behavior & philosophy, 27(1):1-17.

SEHGAL A R, LEBEAU S O, YOUNGNER S J, 1997. Dialysis patient attitudes toward financial incentives for kidney donation [J]. American journal of kidney diseases: the official journal of the national kidney foundation, 29(3):410-418.

SHARP C, RANDHAWA G, 2014. Organ donation as an "altruistic gift": incentives and reciprocity in deceased organ donation from a UK Polish migrant perspective[J]. Annals of transplantation quarterly of the Polish transplantation society, 19(1):23-31.

SIMINOFF L A, GORDON N, HEWLETT J, et al., 2001. Factors influencing families' consent for donation of solid organs for transplantation[J]. Journal of the American medical association, 286(1):71-77.

SKINNER B F, 1969. Contingencies of reinforcement: a theoretical analysis[J]. Journal of biological chemistry, 275(7):4949-4955.

SMITH V L, 1976. Experimental economics: induced value theory [J]. American economic review, 66(2):274-279.

TEO B, 1991. Organs for transplantation: the Singapore experience [J]. Hastings center report, 21(6):10-13.

THALER R H, SUNSTEIN C R, 2011. Nudge: improving decisions about health, wealth, and happiness[J]. International journal of pharmaceutical and healthcare marketing, 8(4):158-159.

TITMUSS R M, 1972. The gift relationship from human blood to social policy[J]. Social service review, 11(1): 261-263.

TUMIN M, RASIAH R, NOH A, et al., 2014. Living kidney donation: the importance of public education [J]. Clinical transplantation, 28(4):423-427.

VAN DALEN H P, HENKENS K, 2014. Comparing the effects of defaults in organ donation systems [J]. Social science & medicine, 106(4):137-142.

VATHSALA A, 2004. Improving cadaveric organ donation rates in kidney and liver transplantation in Asia [J]. Transplantation proceedings, 36(7):1873-1875.

VENKATARAMANI A S, MARTIN E G, VIJAYAN A, et al., 2012. The impact of tax policies on living organ donations in the United States[J]. American journal of transplantation, 12(8):

2133-2140.

VROOM V H, 1964. Work and motivation [J]. Industrial organization theory & practice, 35(2):2-33.

WELLINGTON A J, SAYRE E A, 2011. An evaluation of financial incentive policies for organ donations in the United States[J]. Contemporary economic policy, 29(1):1-13.

ZÚÑIGA-FAJURIA A, 2015. Increasing organ donation by presumed consent and allocation priority: Chile[J]. Bulletin of the world health organization, 93(3):199-202.

附　录

附录一　人体器官捐献协调员管理办法

第一章　总　则

第一条　为规范人体器官捐献协调员队伍管理，促进我国人体器官捐献与移植事业健康有序高质量发展，根据《中华人民共和国民法典》《中华人民共和国红十字会法》《人体器官移植条例》等法律法规，制定本办法。

第二条　本办法所称人体器官捐献协调员（以下简称：协调员），是指经红十字会认定的参与人体器官捐献的宣传动员、现场见证、信息采集报告等工作并协助完成人体器官捐献其他相关事务的人员。

第三条　协调员应当坚持践行社会主义核心价值观，发扬人道、博爱、奉献的红十字精神，具备良好的职业道德和业务素养，依法履行相关工作职责，自觉遵守相关行为规范。

第四条　国家卫生健康委负责全国协调员管理工作的监督，中国红十字会总会负责全国协调员工作的管理，中国人体器官捐献管理中心（以下简称：国家管理中心）具体负责全国协调员队伍建设和管理工作。

各省级卫生健康行政部门负责本行政区域内协调员管理工作的监督，省级红十字会负责本行政区域内协调员工作的管理，省级人体器官捐献管理机构（以下简称：省级管理机构）具体负责本行政区域内协调员队伍建设和管理工作。

协调员工作关系所在单位（以下简称：所在单位）为其开展人体器官捐献见证工作提供支持和保障。

第二章　条件和职责

第五条　协调员应符合以下条件：

（一）遵纪守法，品行端正，热爱人体器官捐献事业；

（二）具有医学等相关专业大专以上学历；

（三）具有两年以上相关工作经历；

（四）红十字会工作人员或医疗机构红十字志愿者。

第六条　协调员工作职责：

（一）宣传普及人体器官捐献知识，传播器官捐献理念，参与组织器官捐献宣传活动；

（二）核实潜在捐献者亲属关系，向潜在捐献者亲属讲解器官捐献相关法规政策，见证签署捐献确认文书；

（三）见证器官获取组织获取捐献器官及遗体复原过程，组织现场人员对捐献者默哀；

（四）受捐献管理机构委托向捐献者亲属颁发荣誉证书，协助完成捐献者缅怀纪念等善后事宜；

（五）按要求将捐献见证各环节的相关信息录入人体器官捐献案例报告信息管理系统，收集整理归档相关资料；

（六）完成省级管理机构交办的其他相关工作。

第三章　注册和管理

第七条　协调员注册。

（一）经所在单位推荐，拟注册人员填写《人体器官捐献协调员报名表》，由省级红十字会审核通过后报国家管理中心；

（二）参加国家管理中心组织的协调员入职培训，接受综合测评，测评合格者取得培训合格证书；

（三）拟注册人员取得培训合格证书后，由本人填写《人体器官捐献协调员登记注册表》，经所在单位同意，由省级红十字会审核批准，进行登记注册；

（四）国家管理中心统一制作协调员合格证书及工作证件，省级管理机构向登记注册的协调员颁发相关证件，并向国家管理中心报备。

第八条　协调员行为规范。

（一）遵守国家相关法律、法规、制度及政策；

（二）举止文明，着装得体，持证开展器官捐献见证等工作；

（三）接受所在地省级管理机构派遣、调度、管理；

（四）现场捐献见证需由两名协调员共同完成，一名为红十字会工作人员，一名为医疗机构红十字志愿者；

（五）在实施人体器官捐献前，应当确认捐献手续齐备有效，对不符合捐献条件的案例不能实施捐献见证并向省级管理中心报告；

（六）充分尊重人体器官捐献者及其亲属的捐献意愿，严格保护捐献者及其亲属的隐私；

（七）不得以协调员身份在从事人体器官捐献工作中有任何营利或违背公序良俗的行为。

第九条　协调员考核表彰。

（一）省级管理机构每年对协调员进行年度考核，由协调员填写《人体器官捐献协调员年度考核表》，由省级管理机构提出考核意见，考核结果分优秀、合格、不合格三个等级；

（二）省级管理机构每年将考核结果报告省级红十字会和国家管理中心；

（三）国家管理中心每年将考核结果报告中国红十字会总会；

（四）国家管理中心每年评选全国优秀人体器官捐献协调员并进行通报表扬，省级管理机构组织评选省级优秀人体器官捐献协调员并进行通报表扬。

第十条　协调员退出。

协调员有下列情形之一的，省级红十字会按照程序予以批准退出，注销其协调员工作证件，并向国家管理中心报告。

（一）本人主动申请退出；

（二）工作关系变动，不适宜再从事相关工作的。

第四章　保障措施

第十一条　各级红十字会人体器官捐献管理机构要根据当地工作实际，核定本级协调员的数量，确保人体器官捐献工作正常开展。

第十二条　人体器官获取组织以及器官捐献相关医疗机构等应当为协调员开展捐献见证等工作提供支持和协助。

第十三条　省级管理机构应当为协调员开展工作提供必要的通勤、通讯等保障，按照相关规定给予补贴补助，为协调员购买人身意外伤害保险，根据需要开展心理疏导，保障其身心健康。

第十四条　国家管理中心、省级管理机构对协调员开展经常性培训，提升协调员的业务素质和能力，逐步建立职业化的协调员队伍。

第五章　监督管理

第十五条　各级卫生健康行政部门应当加强对协调员管理工作的监督，督促各级各类医疗机构和人体器官获取组织协助支持协调员开展职责范围内的工作，根据职责权限依法依规处理在捐献见证工作中违法违规的医疗机构和医务人员。

第十六条　各级红十字会应当加强协调员队伍管理，发现协调员违规违法线索，应当及时进行调查核实和处理。

第十七条　协调员有下列情形之一的，省级红十字会按照程序予以清退，注销其协调员工作证件，并向国家管理中心报告。

（一）年度考核不合格；

（二）未到现场见证而签署相关文件；

（三）在规定的补贴补助以外，收受其他劳务费或谋取其他不正当利益；

（四）存在其他违法违规行为。

第十八条　协调员涉嫌违法或严重违规行为的，省级红十字会应当向其所在单位及相关行政主管部门及时通报。

第六章　附　则

第十九条　本办法由中国红十字会总会、国家卫生健康委负责解释。

第二十条　本办法自印发之日起施行。中国红十字会总会和原卫生部联合印发的《人体器官捐献协调员管理办法（试行）》（中红字〔2011〕65 号）同时废止，此前其他相关文件涉及协调员管理规定与本办法不一致的，按本办法执行。

附录二　中国人体器官捐献志愿登记管理办法(试行)

第一章　总　则

第一条　为规范人体器官捐献志愿登记工作,加强人体器官捐献志愿登记者管理,根据国务院《人体器官移植条例》(中华人民共和国国务院令第491号)、中国红十字会总会、国家卫生和计划生育委员会(原卫生部)《关于印发人体器官捐献登记管理办法(试行)的通知》(中红字〔2011〕64号)、《关于进一步推进人体器官捐献工作的意见》(中红字〔2012〕39号)等有关文件,以及2014年3月1日中国人体器官捐献与移植委员会会议的精神和要求,制定本办法。

第二条　人体器官捐献志愿登记是指在中华人民共和国境内、年满18周岁的完全民事行为能力人,自愿表达其逝世后无偿捐献器官用于救治器官衰竭患者的意愿,并按照相应程序进行登记注册的行为。

本办法不适用于活体器官捐献。

第三条　人体器官捐献志愿登记遵循自愿原则,任何组织或者个人不得强迫、欺骗或者利诱他人捐献人体器官。

第二章　组织机构

第四条　中国人体器官捐献管理中心负责全国范围内人体器官捐献志愿登记工作的管理。

第五条　省级人体器官捐献办公室或管理中心(以下简称省级管理机构)负责本辖区内登记管理工作。省级管理机构可根据需要设立市、县级人体器官捐献办公室或登记站,具体承担本辖区内人体器官捐献的宣传动员、报名登记、业务咨询和信息管理等相关工作。

第六条　各级管理机构通过网站等途径向社会公布联系方式,并安排工作人员开展人体器官捐献志愿登记工作。

第三章　志愿登记

第七条　申请人可以通过下列方式进行登记:

(一)到就近管理机构填写并递交《中国人体器官捐献志愿登记表》;

(二)登陆中国人体器官捐献管理中心网站(www. china-organdonation. org. cn)进行网上登记。此网站是中华人民共和国境内人体器官捐献志愿登记的官方网站;

(三)通过邮寄、传真等形式向管理机构递交《中国人体器官捐献志愿登记表》。

第八条　人体器官捐献志愿登记卡(以下简称登记卡)是记录登记者器官捐献意愿的载体。登记者可通过下列方式获得:

(一)向各级管理机构递交《中国人体器官捐献志愿登记表》,通过审核,获得实体登记卡;

(二)登录网站(www. china-organdonation. org. cn)提交《中国人体器官捐献志愿登记表》,审核通过后,网上生成电子登记卡,同时可以向户籍所在地省级管理机构索要实体登记卡。

第九条　人体器官捐献志愿登记者编号规则以《关于印发人体器

官捐献登记管理办法(试行)的通知》(中红字〔2011〕64 号)规定为主要依据,做适当调整完善,号码由 1 个字母和 12 位数字组成,纸质登记表申请者编号字母为“Z”,网上申请者编号字母为“W”,第 1、2 位数字代表省级行政区代码(按照中华人民共和国行政区代码国家标准 GB2260-1986),后 10 位数字代表登记序号。本办法发布前登记的相关资料,各级器官捐献管理机构按照本办法规定重新编号。

第四章　权利义务

第十条　人体器官捐献志愿登记者享有捐献身体全部或部分器官的权利,以及变更及撤销捐献意愿的权利。

人体器官捐献志愿登记者可通过登录网站提交、向各级报名登记机构递交书面申请等途径变更、撤销器官捐献登记意愿。

第十一条　人体器官捐献志愿登记者享有下列知情权:

(一)了解人体器官捐献知识和工作流程的权利;

(二)查阅本人登记信息的权利。

地方管理机构应当提供便利,保障登记者知情权的实现。

第十二条　人体器官捐献志愿登记者应保证所登记的个人信息真实、有效。个人信息如有变动,应及时通过登录网站修改、递交书面申请等方式进行变更。

第五章　登记管理

第十三条　地方各级管理机构负责本辖区内(按户籍所在地)人体器官捐献志愿登记者信息收集、整理、上报等管理工作。纸质版志愿登记者信息应在10个工作日内录入中国人体器官捐献登记管理系统。网上志愿登记者如索要实体登记卡，省级管理机构应在10个工作日内寄出。各级管理机构负责保存本辖区内人体器官捐献志愿登记表及相关材料。

第十四条　登记者因意外事故或疾病达到潜在捐献状态时，人体器官捐献协调员首先通过中国人体器官捐献管理中心网站（www.china-organdonation.org.cn）核实其志愿登记信息，之后再进行后续工作程序。

第十五条　各级管理机构要每月对志愿登记者资料进行整理汇总，树立良好的服务意识，加强与志愿登记者的联系，妥善保存相关材料。

第十六条　登记信息仅供经授权的工作人员用于人体器官捐献意愿确认、数据统计、科学研究及决策支持等。各级管理机构应当做好保密工作。未经登记者本人同意，任何单位及个人不得泄露登记信息。

第六章　附　则

第十七条　本办法自公布之日起施行。本办法由中国人体器官捐献管理中心负责解释。

附录三　中国人体器官捐献志愿登记表

中国人体器官捐献志愿登记表(正面)

公民自愿逝世后捐献人体器官是“人道、博爱、奉献”精神的崇高体现。我已了解人体器官捐献的基本常识和有关政策法规,承诺在逝世后自愿无偿捐献器官用于救治器官衰竭的患者,并做以下志愿登记:

本人相关信息:

姓名:__________　性别:__________　出生年月:____________

民族:__________　学历:__________　职业:____________

国籍:__________　宗教:__________

联系电话:________________　邮箱 E-mail:________________

证件类型:________________　证件号码:________________

现居住地:________________　邮政编码:________________

户籍地址:________________　邮政编码:________________

是否征得家人同意:是□　否□

家属姓名:________________　与本人关系:________________

移动电话:________________　固定电话:________________

(我保证填写的以上信息准确真实,如发生变更或个人意愿发生变化时,及时告知登记机构。)

我自愿无偿捐献：

全部器官□

或：肾脏□　肝脏□　心脏□　肺脏□　胰腺□　小肠□

其他（　　　）

器官捐献志愿登记者签名：____________________

年　　月　　日

报名登记须知(背面)

感谢您支持人体器官捐献事业!

在填写器官捐献志愿登记信息前,请仔细阅读以下内容:

1. 根据《人体器官移植条例》(国务院令 491 号)规定,人体器官捐献必须遵循自愿、无偿的原则。

2. 人体器官捐献志愿登记是指在中华人民共和国境内、年满 18 周岁的完全民事行为能力人,自愿表达其逝世后无偿捐献器官用于救治器官衰竭患者的意愿,并按照相应程序进行登记注册的行为。

3. 公民逝世后器官捐献是当一个人死亡后,将其功能良好的器官或组织以自愿、无偿的方式捐献给国家人体器官捐献管理机构,用于救治因器官衰竭而需器官移植的患者,使其能够延续生命,并改善其生活质量。

4. 请确保个人信息真实准确,如个人信息发生变动,请及时告知登记机构。我们会对所有信息保密。

5. 若个人捐献意愿发生改变,登记者有权登录网站或以书面的形式撤销和变更登记。

6. 器官捐献志愿登记者报名登记后,请告知家属(配偶、成年子女、父母),获得家人的理解、支持和同意。

7. 公民逝世后器官捐献无绝对年龄限制,原则上身体健康、没有传染病、没有癌症(原发脑肿瘤除外),一般都可以登记成为志愿者。但逝世后是否可以捐献器官,将由医疗专家评估后决定。

8. 公民逝世后器官捐献严格按照法律程序和医疗程序进行,任何时候都不会影响登记者在发生意外或疾病时的抢救和治疗。

9.如不能现场递交此表，请按如下地址寄往中国人体器官捐献管理中心。(单位:中国人体器官捐献管理中心业务部;地址:北京市东城区东单北大街干面胡同53号，中国红十字会总会训练中心207室;邮编:100010)

10.我已阅读并知悉上述须知。

志愿登记者签名:____________________

年　　月　　日

附录四　中国人体器官捐献志愿登记卡

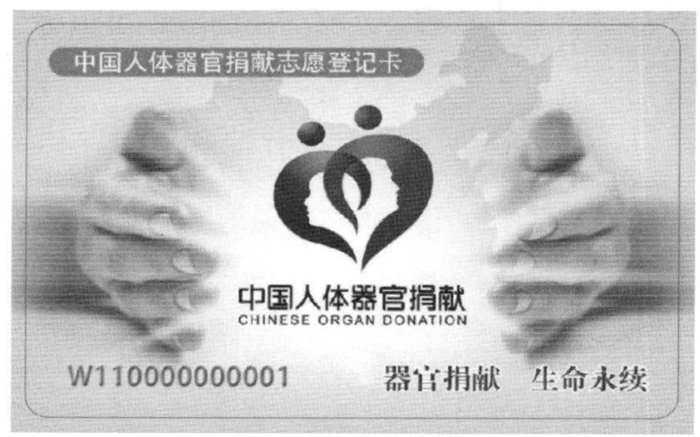

（正面）

持卡人姓名

联系人姓名/电话

登记机构名称/电话

弘扬人道
彰显博爱
崇尚奉献

网址：www.china-organdonation.org.cn

中国人体器官捐献管理中心 制作　中国红十字会　中华人民共和国国家卫生和计划生育委员会 监制

（背面）

附录五　人体捐献器官获取与分配管理规定

第一章　总　则

第一条　为积极推进人体器官捐献与移植工作，进一步规范人体器官获取，完善人体器官获取与分配体系，推动人体器官捐献与移植事业健康、可持续发展，依据《人体器官移植条例》等法规政策，结合工作实际，制定本规定。

第二条　本规定适用于公民逝世后捐献器官（以下简称捐献器官，包括器官段）的获取与分配。

第三条　本规定中人体器官获取组织（以下简称OPO）是指依托符合条件的医疗机构，由外科医师、神经内外科医师、重症医学科医师及护士、人体器官捐献协调员等组成的从事公民逝世后人体器官获取、修复、维护、保存和转运的医学专门组织或机构。

第四条　国家卫生健康委负责全国人体捐献器官获取与分配的监督管理工作。

县级以上卫生健康行政部门负责辖区内人体捐献器官获取与分配的监督管理工作。

第五条　医疗机构应当加强对所设OPO的日常管理，保障其规范运行。

第二章　捐献器官的获取

第六条　OPO获取捐献器官，应当在捐献者死亡后按照人体器官获取标准流程和技术规范实施。获取捐献器官种类和数量，应当与人体器官捐献知情同意书一致。

第七条　OPO应当履行以下职责：

（一）对其服务范围内的潜在捐献者进行相关医学评估。

（二）获取器官前核查人体器官捐献知情同意书等合法性文件。

（三）维护捐献器官功能。捐献者死亡后，依据捐献者生前意愿或其配偶、成年子女、父母共同书面意愿获取相应捐献器官。

（四）将潜在捐献者、捐献者及其捐献器官的临床数据和合法性文件上传至中国人体器官分配与共享计算机系统（以下简称器官分配系统，网址：www.cot.org.cn）。

（五）使用器官分配系统启动捐献器官的自动分配。

（六）获取、保存、运送捐献器官，并按照器官分配系统的分配结果与获得该器官的人体器官移植等待者（以下简称等待者）所在的具备人体器官移植资质的医院（以下简称移植医院）进行捐献器官的交接确认。

（七）对捐献者遗体进行符合伦理原则的医学处理，并参与缅怀和慰问工作。

（八）保护捐献者、接受者和等待者的个人隐私，并保障其合法权益。

（九）组织开展其服务范围内医疗机构相关医务人员的专业培训，

培训内容涉及潜在捐献者的甄别、抢救、器官功能维护等。开展学术交流和科学研究。

(十)配合本省份各级红十字会人体器官捐献管理机构做好人体器官捐献的宣传动员、协调见证、缅怀纪念等工作。

第八条 OPO 应当组建具备专门技术和能力要求的人体捐献器官获取团队,制定潜在捐献者识别与筛选医学标准,建立标准的人体捐献器官获取技术规范,配备专业人员和设备,以确保获取器官的质量。

第九条 医疗机构成立 OPO,应当符合省级卫生健康行政部门规划,并符合 OPO 基本条件和管理要求。

第十条 OPO 应当独立于人体器官移植科室。

第十一条 省级卫生健康行政部门应当根据覆盖全省、满足需要、唯一、就近的原则做好辖区内 OPO 设置规划,合理划分 OPO 服务区域,不得重叠。

第十二条 省级卫生健康行政部门应当根据 OPO 设置规划,在满足需要的前提下减少 OPO 设置数量,逐渐成立全省统一的 OPO。

第十三条 省级卫生健康行政部门应当将 OPO 名单及其服务区域及时报国家卫生健康委备案。变更 OPO 名单或服务区域,应当在变更后 5 个工作日内报国家卫生健康委备案。

第十四条 OPO 应当在省级卫生健康行政部门划定的服务区域内实施捐献器官的获取,严禁跨范围转运潜在捐献者、获取器官。

第十五条 OPO 进行潜在捐献者评估时,应当在器官分配系统中登记潜在捐献者信息及相关评估情况,保障潜在捐献者可溯源。

第十六条 OPO 应当建立捐献者病历并存档备查。捐献者病历至少包括:捐献者个人基本信息、捐献者评估记录、人体器官捐献知情同意书、死亡判定记录、OPO 所在医疗机构人体器官移植技术临床应用与伦理委员会审批材料、人体器官获取同意书、器官获取记录、获取器官质量评估记录、器官接收确认书等。转院的患者需提供首诊医院的出院记录。

第十七条　OPO 应当在红十字会人体器官捐献协调员现场见证下获取捐献器官,不得在医疗机构以外实施捐献器官获取手术。捐献者所在医疗机构应当积极协助和配合 OPO,为实施捐献器官获取手术提供手术室、器械药品、人员等保障。

第十八条　各级各类医疗机构及其医务人员应当积极支持人体器官捐献与移植工作,并参加相关培训。发现潜在捐献者时,应当主动向划定的 OPO 以及省级红十字会报告,禁止向其他机构、组织和个人转介潜在捐献者。

第十九条　省级卫生健康行政部门应当在 OPO 的配合下,依照《人体器官移植条例》的有关规定,积极与当地医疗服务价格管理部门沟通,核算人体器官捐献、获取、保存、分配、检验、运输、信息系统维护等成本,确定其收费标准。

第二十条　人体器官获取经费收支应当纳入 OPO 所在医疗机构统一管理。医疗机构应当根据人体器官获取工作特点,建立健全人体器官获取财务管理制度,规范人体器官获取有关经费收支管理。

第二十一条　OPO 所在医疗机构应当向其服务区域内的捐献者所在医疗机构支付维护、获取捐献器官所消耗的医疗与人力等成本。移植医院接受捐献器官,应当向 OPO 所在医疗机构支付人体器官获取的相关费用。

第三章　人体捐献器官获取质量管理与控制

第二十二条　国家卫生健康委建立人体捐献器官获取质量管理与控制体系，发布人体捐献器官获取质量管理与控制标准，收集、分析全国人体捐献器官获取相关质量数据，开展OPO绩效评估、质量管理与控制等工作。

第二十三条　省级卫生健康行政部门应当收集、分析辖区内人体捐献器官获取相关质量数据，开展辖区内OPO绩效评估、质量管理与控制等工作。

第二十四条　OPO组织或其所在医疗机构应当按照要求建立本单位人体器官获取质量管理与控制体系，对OPO工作过程进行全流程质量控制，包括建立标准流程、制定本单位人体器官获取技术要求，以及记录分析评估相关数据等。

第四章　捐献器官的分配

第二十五条　捐献器官的分配应当符合医疗需要，遵循公平、公正和公开的原则。

第二十六条　捐献器官必须通过器官分配系统进行分配，保证捐献器官可溯源。任何机构、组织和个人不得在器官分配系统外擅自分配捐献器官，不得干扰、阻碍器官分配。

第二十七条　移植医院应当将本院等待者的相关信息全部录入器官分配系统，建立等待名单并按照要求及时更新。

第二十八条　捐献器官按照人体器官分配与共享基本原则和核心政策的规定，逐级进行分配和共享。有条件的省份可以向国家卫生健康委提出实施辖区内统一等待名单的捐献器官分配。

第二十九条　OPO应当按照要求填写捐献者及捐献器官有关信息，禁止伪造篡改捐献者数据。

第三十条　OPO获取捐献器官后，经评估不可用于移植的，应当在分配系统中登记弃用器官病理检查报告结果，说明弃用原因及弃用后处理情况。

第三十一条　OPO应当及时启动器官分配系统自动分配捐献器官。器官分配系统按照人体器官分配与共享基本原则和核心政策生成匹配名单，并向移植医院发送分配通知后，OPO应当及时联系移植医院，确认其接收分配通知。

第三十二条　移植医院接到器官分配通知后，应当在30分钟内登录器官分配系统查看捐献者和捐献器官的相关医学信息，并依据医学判断和等待者意愿在60分钟内作出接受或拒绝人体器官分配的决定并回复。拒绝接受人体器官分配的，应当在器官分配系统中说明理由。

第三十三条　OPO应当按照器官分配结果将捐献器官转运至接受者所在移植医院，转运过程中应当携带器官接收确认书。到达移植医院后应当与移植医院确认并交接捐献器官的来源、类型、数量及接受者身份。

第三十四条　移植器官交接后，特殊原因致接受者无法进行移植手术的，移植医院应当立即通知OPO，由OPO使用分配系统进行再分配。

第三十五条　移植医院应当严格执行分配结果，并在人体器官移植手术完成后，立即将接受者信息从等待者名单中移除。

第三十六条　为避免器官浪费，对于符合以下情形的捐献器官开辟特殊通道。OPO可通过器官分配系统按照人体器官分配与共享基本原则和核心政策选择适宜的器官接受者，并按程序在器官分配系统中按照特殊情况进行登记。省级卫生健康行政部门应当加强对特殊通道的监督管理。

（一）因不可抗力导致捐献器官无法转运至分配目的地的；

（二）捐献器官已转运至分配目的地，但接受者无法进行移植手术，再分配转运耗时将超过器官保存时限的；

（三）器官分配耗时已接近器官保存时限的。

第三十七条　国家卫生健康委定期组织专家或委托专业机构对人体器官分配与共享基本原则和核心政策进行评估，必要时根据工作需要修订。

第五章　监督管理

第三十八条　省级卫生健康行政部门应当及时公布辖区内已经办理人体器官移植诊疗科目登记的医疗机构名单、OPO名单及其相应的服务范围。

第三十九条　省级卫生健康行政部门应当按年度对全省各OPO工作进行评估，形成省级人体器官获取质量管理与控制报告。省级卫生健康行政部门应当根据OPO评估及质控结果对辖区内OPO服务区域进行动态调整。

第四十条　省级卫生健康行政部门应当加强器官分配管理，指导辖区内移植医院规范使用器官分配系统分配捐献器官，做好移植医院人体器官移植临床应用能力评估，将移植医院器官分配系统规范使用情况作为其人体器官移植临床应用能力评估的重要内容。

第四十一条　移植医院分配系统规范使用评估主要包括以下内容：

（一）等待者录入分配系统情况；

（二）接到器官分配通知后应答情况；

（三）有无伪造等待者医学数据的情形；

（四）器官分配结果执行情况；

（五）特殊通道使用是否规范；

（六）移植后将接受者信息从等待者名单中移除情况。

移植医院分配系统规范使用评估不合格的，应当进行整改，整改期间暂停器官分配。

第四十二条　医疗机构违反本规定的，视情节轻重，依照《刑法》《人体器官移植条例》《医疗机构管理条例》等法律法规，由县级以上卫生健康行政部门给予警告、整改、暂停直至撤销人体器官移植诊疗科目登记的处罚。

医务人员违反本规定的，视情节轻重，依照《刑法》《执业医师法》《人体器官移植条例》等法律法规，由县级以上卫生健康行政部门依法给予处分、暂停执业活动，直至吊销医师执业证书的处罚。涉嫌犯罪的，移交司法机关追究刑事责任。

第六章　附　则

第四十三条　本规定自2019年3月1日起施行，《人体捐献器官获取与分配管理规定（试行）》（国卫医发〔2013〕11号）同时废止。

附录六　中国人体器官捐献试点工作方案

为促进我国人体器官移植事业健康发展，更好地保护人的生命和健康，根据《人体器官移植条例》的有关规定，中国红十字会总会与卫生部就建立人体器官捐献工作体系，开展器官捐献工作达成共识，决定共同开展人体器官捐献试点工作。

本方案所称人体器官捐献，是指下列两种情况：①有完全民事行为能力的公民通过书面自愿申请器官捐献登记，并且没有撤销该登记，待其身故后进行的器官捐献；②公民生前未表示不同意捐献其人体器官，待其身故后，其配偶、成年子女、父母以书面形式共同表示同意的器官捐献。

一、试点目标

通过广泛社会宣传、教育和动员，普及器官移植知识，传播“人道、博爱、奉献”的红十字精神，宣传相关政策，提高全社会对人体器官捐献在救死扶伤、保护人的生命和健康方面重要性、科学性的认识，鼓励公民自愿捐献器官，树立崇尚科学、移风易俗、尊重生命、友爱奉献的新风尚。

通过试点，积累经验，探索建立人体器官捐献的组织机构、工作机制、规章制度、工作队伍、信息平台、保障措施和监督机制，逐步形成科学、公正、高效的人体器官捐献体系，促进我国人体器官移植事业健康发展，更好地保护人的生命和健康。

二、试点原则

(一)依法工作,规范有序。

严格按照《中华人民共和国红十字会法》《人体器官移植条例》等法律、法规和规章要求,认真制定和执行人体器官捐献的技术标准、管理办法、工作流程等,使人体器官捐献工作有法可依、有章可循。

(二)密切协作,积极稳妥。

各级红十字会与卫生行政部门密切协作,本着先易后难、循序渐进的原则,通过试点,摸索出成功经验,有计划、有重点、有步骤地推进全国人体器官捐献体系建设。

(三)统一标准,科学管理。

中国红十字会总会与卫生部制定统一的捐献者登记表和人体器官移植等待者登记表,建立中国人体器官捐献者登记管理系统、中国人体器官移植等待者登记管理系统和中国人体器官分配管理系统,明确数据标准,规范信息采集、录入、分配管理等行为。

(四)加强监督,确保公平。

借鉴国际先进经验,考虑地域、病情、配型、申请时间、预期效果等因素,制定科学的器官分配原则,通过多种渠道,接受社会监督,卫生行政部门加强监管,保证器官使用的公平、公正、透明,保障人民群众的健康权益。

三、试点范围和进度

(一)试点范围。

中国红十字会总会与卫生部研究决定,首批在天津、辽宁、上海、江苏(南京)、浙江、福建(厦门)、江西、山东、湖北(武汉)、广东等 10 个省、市开展人体器官捐献试点工作。

（二）试点进度。

2010 年 3 月前为试点准备阶段，3 月初召开由相关部门和单位参加的人体器官捐献试点工作会议，正式启动试点工作。试点时间暂定一年，试点结束后，中国红十字会总会与卫生部将根据试点情况确定下一步工作安排。

四、组织机构及职责

中国人体器官捐献体系（China Organ Donation System，CODS）由国家和省（区、市）两级人体器官捐献组织机构构成。

（一）国家级人体器官捐献组织机构。

1. 中国人体器官捐献委员会（China Organ Donation Committee，CODC）。CODC 为 CODS 的最高管理机构，由中国红十字会总会和卫生部共同组建，负责组织相关专家拟订中国人体器官捐献体系建设方案；拟订人体器官登记、获取、分配原则；负责监督、指导中国人体器官捐献办公室、人体器官移植技术临床应用委员会、中国人体器官获取组织以及省级人体器官捐献工作，建立人体器官捐献工作评估体系；对省级人体器官捐献委员会进行监督、指导。

2. 中国人体器官捐献办公室（China Organ Donation Office，CODO）。CODO 设在中国红十字会总会赈济救护部，是 CODC 下设的日常工作机构，负责全国器官捐献宣传、动员；负责组织并管理人体器官捐献志愿者队伍和人体器官捐献协调员队伍；负责对从事人体器官捐献和移植的相关人员开展红十字运动基本知识、人文关怀、社会心理等方面的培训；负责建立和维护中国人体器官捐献者登记管理系统；对器官捐献进行见证；负责接收政府拨款与社会捐赠，建立并管理人体器官捐献基金;建立激励和救助机制,对困难捐献者家属实施救助;开展对器官捐献者的缅怀、纪念;对有突出贡献的单位和个人予以表彰;负责协调人体器官移植技术临床应用委员会和中国人体器官获取组织开展工作;对省级人体器官捐献办公室进行监督、指导。

3.人体器官移植技术临床应用委员会(Organ Transplant Committee, OTC)。卫生部已成立人体器官移植技术临床应用委员会,负责组织相关专家拟订全国人体器官移植技术临床应用规范,对省级卫生行政部门上报的人体器官移植技术临床应用规划提出评议意见;负责为CODC、CODO、COPO提供技术咨询、政策建议和决策参考;负责对从事人体器官捐献和移植的相关人员开展法规、政策、技术等方面的培训;负责建立和维护中国人体器官移植等待者登记管理系统和中国人体器官分配管理系统;对省级人体器官捐献专家组进行监督、指导。

4.中国人体器官获取组织(China Organ Procurement Organizations, COPO)。COPO接受CODC监督指导,负责全国器官获取;负责对人体器官获取专家开展技术方面的培训;对省级人体器官获取组织进行监督、指导。

(二)省级人体器官捐献组织机构。

1.省级人体器官捐献委员会(Provincial Organ Donation Committee, PODC)为CODS的组成部分,负责省级人体器官捐献工作的管理,人员组成由省级红十字会和省级卫生行政管理部门共同确定并报CODC批准;负责监督指导省级人体器官捐献办公室、省级人体器官捐献专家组和省级人体器官获取组织的工作。

2.省级人体器官捐献办公室(Provincial Organ Donation Office,

PODO)。PODO 设在省(区、市)红十字会,是 PODC 下设的日常工作机构。负责所在省的器官捐献宣传、动员;根据需要设立下级人体器官捐献组织机构;负责招募并管理辖区内人体器官捐献志愿者队伍和人体器官捐献协调员队伍;负责对辖区内从事人体器官移植的相关人员开展红十字运动基本知识、人文关怀、社会心理等方面的培训;负责向中国人体器官捐献者登记管理系统登记捐献者信息;对器官捐献进行见证;负责接收政府拨款与社会捐赠,建立并管理省级人体器官捐献基金;制定救助原则,对困难捐献者家属实施救助;开展对器官捐献者的缅怀、纪念;负责协调省级人体器官捐献专家组和省级人体器官获取组织开展工作;对有突出贡献的单位和个人予以表彰等。

PODO 负责组建并管理人体器官捐献志愿者队伍,人体器官捐献志愿者由 PODO 在社会上招募并进行培训,协助 PODO 开展日常工作。

PODO 在医院、急救等部门组建器官捐献协调员队伍,人体器官捐献协调员由 PODO 聘任、培训和管理。协调员由相关机构的专业人员担任,以红十字会志愿者身份出现,协调员资质要求由 PODC 制定,协调员数量由 PODO 根据需要在相关机构设置。协调员在所在机构开展工作,主要职责为:开展人体器官捐献宣传;发现潜在捐献者;组织协调登记。

3.省级人体器官捐献专家组。专家组为 PODC 的下属机构,组成人员由 PODC 聘任,负责为 PODC、PODO、POPO 提供技术咨询、政策建议和决策参考;负责对从事人体器官捐献和移植的相关人员开展法规、政策、技术等方面的培训;按照人体器官分配管理系统自动生成的移植受者名单，指导、协调捐献器官的使用；对医院人体器官移植技术临床应用与伦理委员会进行监督、指导。

4. 省级人体器官获取组织（Provincial Organ Procurement Organizations，POPO）。POPO 接受 COPO、PODC 以及所在地省级卫生行政部门的监督指导；负责组织人体器官获取专家对从事人体器官获取有关工作人员开展器官获取方面的技术培训；负责协调、指导、实施所在省的人体器官获取等工作。

五、工作流程

（一）器官捐献流程。

公民可以通过书面向 PODO 申请人体器官捐献登记，或者由人体器官捐献协调员在医疗机构中发现潜在捐献者，如果潜在人体器官捐献者或其配偶、成年子女、父母有捐献意愿，则由协调员帮助完成捐献手续，公证相关资料，并报送 PODO，经 PODO 确认，将捐献者相关资料录入中国人体器官捐献者登记管理系统。

（二）器官获取流程。

当完成登记的捐献者在临床上达到待捐献状态时，由捐献者所在的医院进行医学检查，所在医院协调员将捐献者的相关信息报送 PODO，由 PODO 通知 POPO 进行人体器官获取，POPO 根据人体器官捐献标准进行判断，确保有效捐赠，最后按人体器官获取标准进行器官切取并保存。

（三）分配流程。

由省级人体器官专家组根据中国人体器官分配原则（分配原则将另行下发）对捐献器官进行分配。PODO 要对器官捐献和移植的过程进行见证。

（四）遗体处理流程。

器官捐献者完成捐献后的遗体，由医院进行符合伦理原则的医学处理，恢复遗体原貌，对于有遗体捐献意愿的捐献者，由PODO联系遗体接收站接收，对于没有遗体捐献意愿的捐献者或不符合接收条件的捐献者，由PODO移交其家属并协助处理善后事宜。

（五）困难救助流程。

PODO根据PODC制定的救助原则，拟定救助方案和流程，报PODC审批同意后执行。

（六）缅怀纪念流程。

PODO应规划建立纪念碑、纪念林、纪念馆或纪念网站等，缅怀和纪念器官捐献者，并为捐献者家属提供缅怀亲人的场所。

六、试点内容

（一）建立健全组织机构并配备人员。

各试点省、市红十字会和卫生行政部门应根据本试点方案所明确的相关职责，建立健全组织机构并配备相应的工作人员。各试点省（市）红十字会和卫生行政部门应建立PODC、PODO、专家组和POPO，明确分管领导。PODO应配备3名以上专、兼职工作人员负责日常工作，招募组建人体器官捐献志愿者队伍，逐步建立人体器官捐献协调员队伍。

（二）积极开展宣传动员。

各试点省（市）红十字会、卫生行政部门、器官移植定点医院、新闻媒体以及相关部门要通过各种方式对器官捐献意义进行宣传，争取社会公众的理解、支持和关心，努力营造一个拯救生命、捐献光荣的社会氛围。同时，要针对医院、学校等特定场所和ICU住院病人、驾驶员等人群重点开展宣传，还要大力宣传捐献的程序和途径，使有捐献意愿者能方便地实现其捐献愿望。

（三）建立完善各类规章制度和技术标准，扎实开展工作。

按照人体器官捐献工作流程要求积极稳妥地开展工作，要制定完善各类规章制度、技术标准、救助标准，要及时总结经验，不断改进工作，探索建立科学合理的人体器官捐献的职责分工、工作流程、激励机制，促进人体器官捐献事业持续健康发展。

七、保障措施

（一）统一思想认识，加强组织领导。

卫生行政部门从技术、行政、政策、法律上为人体器官捐献工作提供全面支持，红十字会做好具体工作，各试点省（市）红十字会、卫生行政部门、移植定点医院以及相关部门要高度重视人体器官捐献工作，要站在对国家、对人民、对事业负责的高度，尽快建立人体器官捐献组织机构，大力开展人体器官捐献的宣传，克服各种困难，努力把这项工作扎实推向前进。

（二）多渠道筹集人体器官捐献运行资金。

积极落实人体器官捐献试点工作启动经费，可以采取“政府投入一点，医院支持一点，社会募捐一点，受益者拿出一点”的方式，多渠道筹集资金，试点红十字会适时建立人体器官捐献基金，保障人体器官捐献工作的顺利进行。该基金将主要用于开展人体器官捐献的宣传动员、困难救助、缅怀纪念、表彰奖励、机构运行及信息平台建设维护等相关工作，确保人体器官捐献工作持续健康发展。

（三）建设人体器官捐献与分配信息平台。

中国人体器官捐献者登记管理系统和中国人体器官捐献网站的硬件、软件系统统一建在CODO，并由CODO负责日常维护。中国人体器官移植等待者登记管理系统和中国人体器官分配管理系统由OTC负责建立和管理。CODO和OTC均可授权所属省级机构负责本区域内该项工作的管理，并加强监督。

（四）建立人体器官捐献工作评估体系。

由CODC建立人体器官捐献工作评估体系，对试点工作中相关机构、人员及工作进行中期及终末评估，试点期满后进行工作总结。

（五）统一宣传口径，建立新闻发言人制度。

明确宣传纪律，制定宣传预案，统一宣传口径，准确把握舆论导向。建立新闻发言人制度，通过新闻媒体和各种方式，向社会公众广泛进行政策和法规的宣传，加强与媒体的沟通，最大限度地争取社会公众的理解和支持。

（六）周密计划，认真组织，精心实施。

各试点省市要制定本地的实施意见。制定一年试点工作计划，明确各阶段的主要工作任务和要求。

非试点省份和城市可参照本方案执行。

附录七　16 个国家默认规则的具体规定

1. 奥地利:1982 年 6 月 1 日立法确定为推定同意国。自 1995 年起有非捐助者登记册。

2. 捷克:1984 年立法确定为推定同意国。2002 年 9 月通过了一项新的法律,确立了强推定同意。

3. 芬兰:1985 年 4 月 26 日第 355 号法律和 1985 年 8 月 23 日第 724 号法令确定为推定同意国。

4. 法国:1976 年 12 月 22 日《推定同意法》和 1994 年 7 月 29 日《生物伦理学法》第 94 条确定为推定同意国。

5. 匈牙利:1972 年 11 月 4 日第 18 号法令确定为推定同意国。自 1999 年起有非捐助者登记册。

6. 挪威:1973 年 2 月 9 日第 6 号法律确定为推定同意国。

7. 波兰:1990 年 8 月 30 日第 91 条和 1995 年 10 月第 4 条法律确定为推定同意国。自 1996 年起有非捐助者登记册。

8. 葡萄牙:1993 年 4 月 22 日第 12 号法律确定为推定同意国。自 1994 年起有非捐助者登记册。

9. 斯洛文尼亚:2000 年立法确定为推定同意国。

10. 西班牙:1979 年 10 月 30 日第 30 号法令确定为推定同意国。

11. 瑞典:1996 年立法确定为推定同意国。在 1987—1996 年期间,瑞典是一个知情同意国。

12. 澳大利亚:1982 年立法确定为知情同意国。

13. 丹麦:1990 年 6 月 13 日第 402v 号法律确定为知情同意国。

14. 爱尔兰:知情同意国。爱尔兰共和国没有关于器官捐赠的法律,但遵循英国准则。

15. 英国:1961 年《人体组织法》和 1989 年《人体器官移植法》确定为知情同意国。自 1994 年起有捐助者登记册。

16. 美国:根据 1987 年修订的《人体器官捐献法》确定为知情同意国。

附录八　实验中每种条件下被试面临决策的页面截图

1. 控制组下被试决策页面截图。

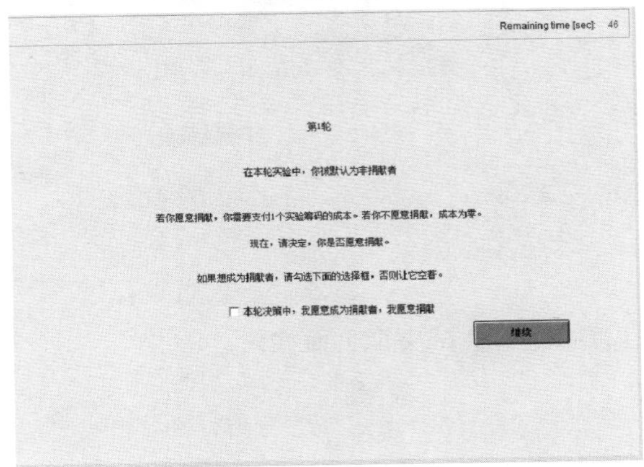

2. 折扣组下被试决策页面截图。

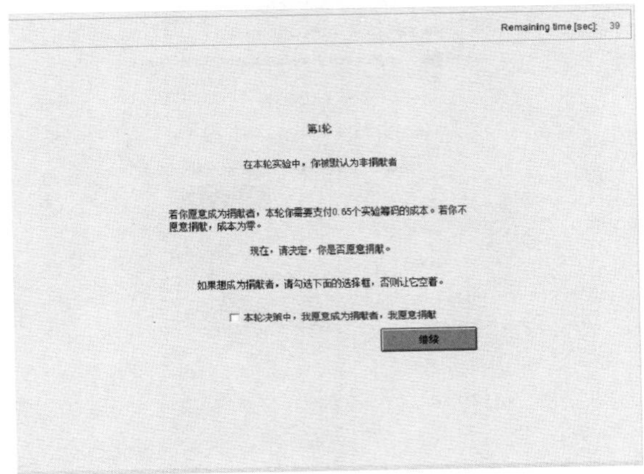

3.退出组下被试决策页面截图。

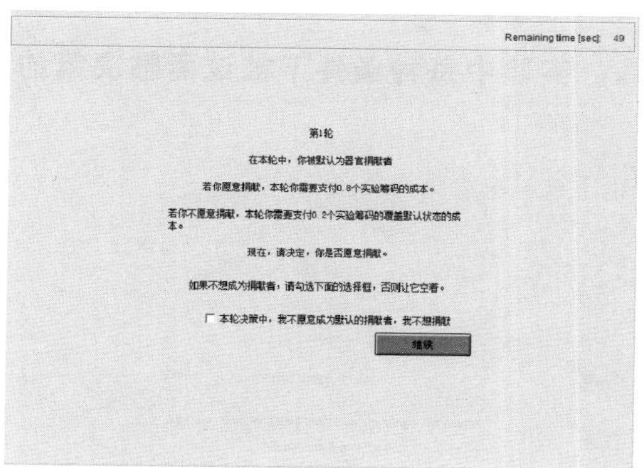

4.退出且折扣组下被试决策页面截图。

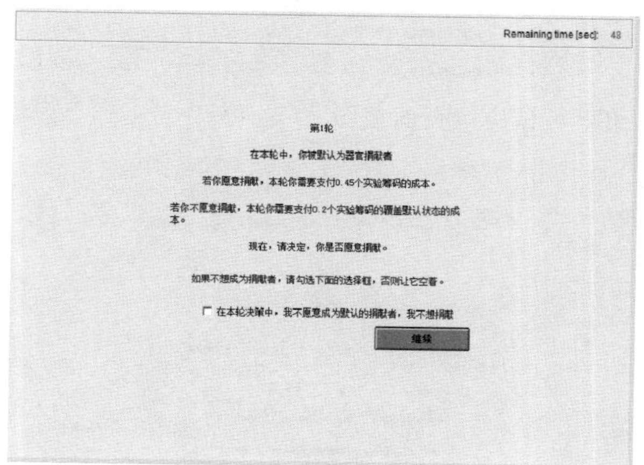

5. 救助组下被试决策页面截图。

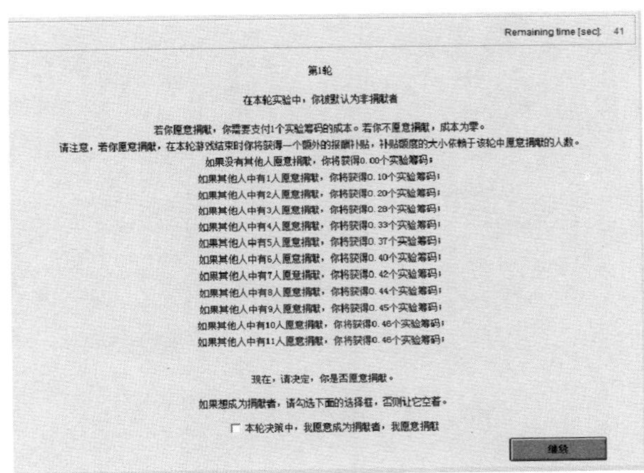

6. 退出且救助组下被试决策页面截图。

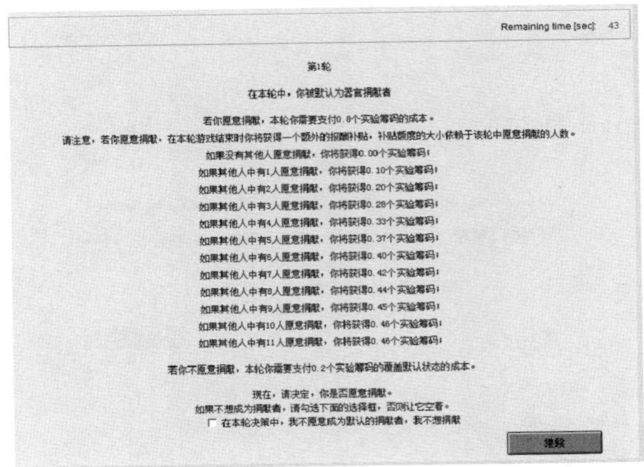

7. 优先组下被试决策页面截图。

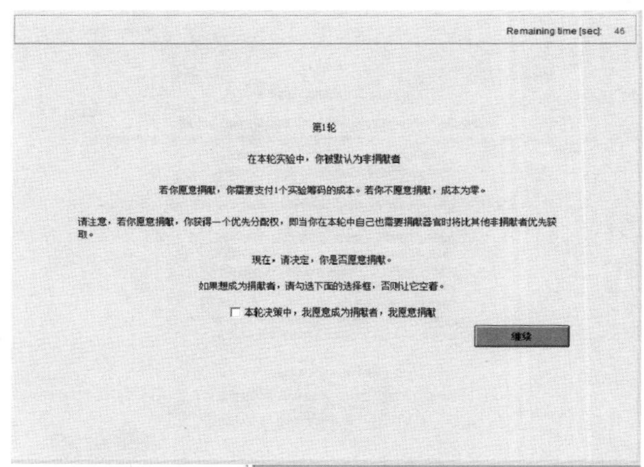

8. 退出且优先组下被试决策页面截图。

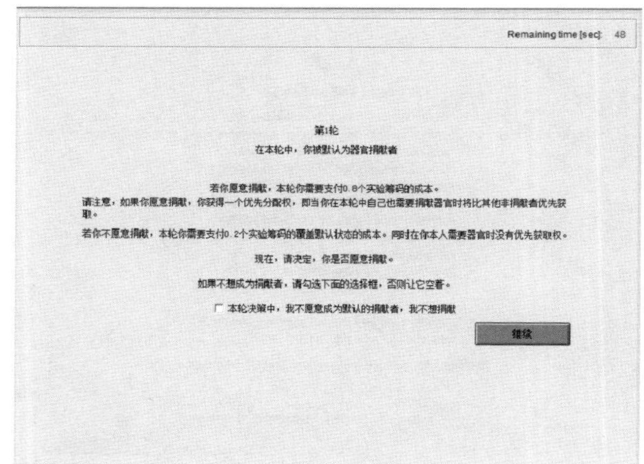

附录九 实验注意事项

您好！您所抽到的计算机编号为________号，请您对号入座相应的计算机位。

1.为了实验有序正常进行，请关闭手机或者将手机调到静音。实验要等全部人员到齐才正式开始。先到同学请耐心等候，但请不要动计算机。在实验过程中如有任何问题，请向实验员举手示意，但禁止和边上同学有任何形式的交流沟通。本实验请听从实验员指导认真完成整个实验流程。

2.有偿性：本次实验有相应的现金报酬，报酬大小与您实验中决策有关。实验开始之前，请您仔细阅读实验说明。实验完成之后，电脑系统会根据您在实验中获得的实验筹码按照一定的兑换比例兑换成人民币，并加上您的出场费 20 元，就是您本次实验报酬所得。报酬将在实验结束后直接以支付宝转账方式当面支付。

3.匿名和隐私性：实验过程中每位实验参加者的决策和收益大小是完全匿名的，仅您本人知道，别人无法得知。实验结束后，将手机支付宝打开，并将手机支付宝中设置里面"新消息通知"下面"二维码收钱到账语音提醒"静音，然后在电脑原位耐心等候，实验员会依次叫电脑编号，叫到您的电脑编号后，请将支付宝首页"收钱"二维码给实验员扫一下，实验员会将报酬转账给您。实验结束。

4. 实验开始前实验员会将实验说明发给您，等实验结束后把您的实验说明交还给我们后即可离开机房。

附录十　实验说明举例

一局实验由 2 种情况组成，实验者先参加第一种情况，如控制组 10 轮，然后中断暂停，并被告知实验规则改变，然后继续参与另一种情况，如优先组 10 轮。实验参加者并不清楚自己要参加多少轮实验决策。

等每位实验参加者到齐后，实验开始前，实验员会将下面实验说明(1)(控制组实验说明)发给每一位实验参加者，并保证每一位实验参加者充分理解。

一、实验说明(1)

1. 这是一个关于行为决策的实验，由 12 个成员组成。实验一轮一轮进行，一共进行若干轮。在每一轮实验开始前，你拥有 1 个 A 器官(代表你的大脑)和 2 个 B 器官(代表你的 2 个肾脏)。

2. 每一轮实验由几期组成。在每一期：

(1)有 10%的概率失去 A 器官。如果你的 A 器官失去，意味着你死亡，你将停止该轮实验，等待下一轮实验的开始；

(2)有 20%的概率同时失去 2 个 B 器官，此时你将等待他人捐献，等待时间最长是 5 期，相当于现实中你可以通过透析维持生命。但 5 期内如都未获得捐献的 B 器官，你将死亡，停止该轮实验，等待下一轮实验的开始。

每一期中，若你拥有一个 A 器官且至少拥有一个 B 器官，代表你是健康的，你将得到 1 个实验筹码。这里的健康有 2 种状态：第一种是你既没有失去A器官，又没有失去B器官，此时你拥有1个A器官和2个B器官，表示你是健康的，你将获得1个实验筹码的收益；第二种情况是你失去了2个B器官，但是从他人处获得了1个捐献的B器官，此时你拥有1个A器官和1个B器官，也表示你是健康的，你也会获得1个实验筹码的收益，并继续参与该轮实验。但是如果你失去了A器官或者2个B器官，此时没有任何收益。当12个成员都停止实验时，该轮实验结束，全部成员重新进入新一轮实验。

3. 实验里，**你被默认为非器官捐献者**。在每一轮实验开始前，你需要做出是否愿意捐献器官的决策。如果愿意捐献，则在实验中呈现给你的页面上"□本轮决策中，我愿意成为捐献者，我愿意捐献"前面的方框中点击打钩。如果不愿意捐献，则让方框空着。

捐献是有成本的，**若愿意捐献，你需支付1个实验筹码的成本。若不愿意捐献，支付成本为零**。若你愿意捐献，那么一旦你在该轮实验中失去A器官，你的2个B器官将捐献给他人。

4. 捐献器官的分配原则遵循先到先得。比如有2个成员甲和乙都失去了B器官，在等候他人的捐献中，成员甲已经等候了4期，成员乙等候了3期，成员甲将先于成员乙得到捐献的器官。如果B器官是通过捐献得到的，不能再重复捐献给他人。

5. 你的报酬是这样计算的：

(1)**每一轮的收益：每一期的累计收益－成本(如果愿意捐献，成本为1个实验筹码；如果不愿意捐献，成本为零)**；

(2)实验结束后，电脑系统会将你每一轮收益、所有轮次的总收益再次告知你，并按4∶1的比例将你所有轮次得到的总的实验筹码兑换为人民币收入，再加上你的出场费20元，就是我们支付给你的报酬。比如你在实验中获得100个筹码，兑换成25元人民币，再加上出场费20元，总计45元就是你最后获得的报酬。实验报酬将以支付宝转账方式直接转账给你。

6. 你的决策和收益信息都是保密的，仅你本人知道。在实验进行一定轮数后，实验规则可能会改变，若改变，实验员将会提前告知你。

实验中，进行一种情况如控制组情况10轮决策后，实验员会叫实验参加者暂停，并告知实验规则要改变了，并将新实验说明(2)(优先组实验说明)发给每一位实验参加者，且保证每一位实验参加者充分理解。

二、实验说明(2)

中途改变实验说明，变化规则之处见如下加粗字，其余规则和前面轮次实验保持不变。

1. 这是一个关于行为决策的实验，由12个成员组成。实验一轮一轮进行，一共进行若干轮。在每一轮实验开始前，你拥有1个A器官(代表你的大脑)和2个B器官(代表你的2个肾脏)。

2. 每一轮实验由几期组成。在每一期：

(1)有10%的概率失去A器官。如果你的A器官失去，意味着你死亡，你将停止该轮实验，等待下一轮实验的开始；

(2)有20%的概率同时失去2个B器官，此时你将等待他人捐献，等待时间最长是5期，相当于现实中你可以通过透析维持生命。但5期内如都未获得捐献的B器官，你将死亡，停止该轮实验，等待下一轮实验的开始。

每一期中，若你拥有一个A器官且至少拥有一个B器官，代表你是健康的，你将得到1个实验筹码。这里的健康有2种状态：第一种是你既没有失去A器官，又没有失去B器官，此时你拥有1个A器官和2个B器官，表示你是健康的，你将获得1个实验筹码的收益；第二种情况是你失去了2个B器官，但是从他人处获得了1个捐献的B器官，此时你拥有1个A器官和1个B器官，也表示你是健康的，你也会获得1个实验筹码的收益，并继续参与该轮实验。但是如果你失去了A器官或者2个B器官，此时没有任何收益。当12个成员都停止实验时，该轮实验结束，全部成员重新进入新一轮实验。

3. 实验里，你被默认为非器官捐献者。在每一轮实验开始前，你需要做出是否愿意捐献器官的决策。如果愿意捐献，则在实验中呈现给你的页面上“□本轮决策中，我愿意成为捐献者，我愿意捐献”前面的方框中点击打钩。如果不愿意捐献，则让方框空着。若你愿意捐献，那么一旦你在该轮实验中失去A器官，你的2个B器官将捐献给他人。

捐献是有成本的，**若愿意捐献，你需支付1个实验筹码的成本。但同时你会得到一个优先分配权，即当你本人也需要器官时优先获取捐献器官**。**若不愿意捐献，支付成本为零，也没有优先分配权**。

4. **捐献器官的分配受2个原则决定：一是是否为器官捐献者，二是已经等待的时间**。比如，成员甲不是一个器官捐献者，他在等候队伍中已经等候了4期，但成员乙是器官捐献者，他在等候队伍中已经等候了3期，那么成员乙将先于成员甲获取捐献的器官。如果B器官是通过捐献得到的，就不能再重复捐给他人。

5. 你的报酬是这样计算的：

(1)每一轮的收益：每一期的累计收益－成本（如果愿意捐献，成本为 1 个实验筹码；如果不愿意捐献，成本为零）；

(2)实验结束后，电脑系统会将你每一轮收益、所有轮次的总收益再次告知你，并按 4∶1 的比例将你所有轮次得到的总的实验筹码兑换为人民币收入，再加上你的出场费 20 元，就是我们支付给你的报酬。比如你在实验中获得 100 个筹码，兑换成 25 元人民币，再加上出场费 20 元，总计 45 元就是你最后获得的报酬。实验报酬将以支付宝转账方式直接转账给你。

6. 你的决策和收益信息都是保密的，仅你本人知道。

索　引

J

L

M

Q

R

S

T

W

X